オロオロしなくていいんだね!

ADHDサバイバル・ダイアリー

白井由佳
NPO法人 大人のADD／ADHDの会代表 著

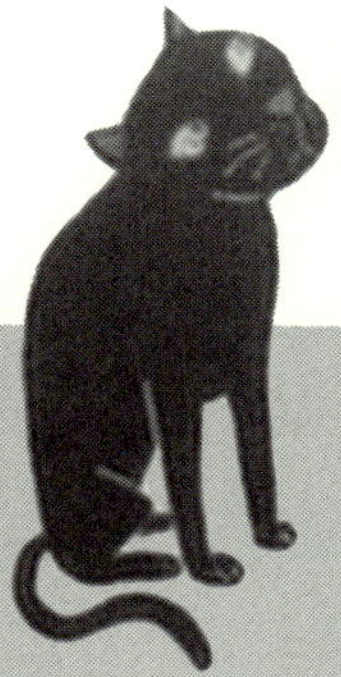

花風社

オロオロしなくていいんだね！

目次●●●

※成人ADHD Q&A／監修 岡野高明

はじめに

「ＡＤＨＤなんて、怠け者の言い訳だ」

ＡＤＨＤと診断されて、私は真っ先に実家へと向かいました。そこに待ち受けていたのは、父のこのような言葉でした。父は激しい口調で私をはねつけたのです。

長年の苦しみの原因を知って、私はとにかく他の人にもわかってもらいたいという気持ちでいっぱいでした。そんな私にとって、父の言葉は冷水を浴びせられたようなものでした。

誰もが日常「当たり前」にこなしていることが極端に苦手でした。つねに「できない」ことへの「羞恥心」、「未完成」に対する「罪悪感」、「将来」に対する「焦燥感」で悩まされ続け、「生きていくこと」をリセットしたいと何度思ったことでしょう。そんな十年間でした。

ＡＤＨＤという診断は、突然降ってきた救いの神のようでした。私は「新しく生まれ変わることができるかもしれない」という希望で浮き足立っていました。

「ＡＤＨＤは怠け者の言い訳だ」

父のこの言葉は私を現実に引き戻しました。

そうです。「できて当たり前」のことができないのは「努力をしていない」から――父の言葉は実社会の反応そのままなのだと、そのとき実感したのでした。

ＡＤＨＤをもつ人々の生活は混乱と圧倒とで過ぎてゆきます。

仕事も家庭も人生すべて片づけられなくて、いつも中途半端な状態でどうしたらよいかまるでわからない。いつも感じていました。私は「ダメ人間」なのだと……。

自信がないのでつねに卑屈でビクビクし、周囲の人の顔色をうかがいながら生活する毎日でした。

オロオロしなくていいんだね!

はじめに

ＡＤＨＤをもつ人々は怠け者でダメ人間なのでしょうか？

私はどうしても自分の人生を投げ出してしまうことができませんでした。最後のあがきだったのかもしれません。周囲の人になんと言われようともかまわない。私はなんとかＡＤＨＤを手がかりにしてもう一度人生にトライしたかったのです。

私はＡＤＨＤのウェブサイトを設立しました。そして成人ＡＤＨＤのための自助活動に乗り出しました。それまでとは違って、自分の日常でもＡＤＨＤという視点から苦手なことに対処するようにしました。その結果、少しずつですが生活は円滑にまわりはじめました。気持ちにもゆとりを取り戻すことができるようになったのです。

そしてようやく父は「私とＡＤＨＤ」を受け入れてくれたのです。

私がＡＤＨＤという診断を受けてから、七ヶ月めのことでした。

ＡＤＨＤの人々には、生物学的に「得意なこと」と「不得意なこと」の差が大きいという特徴があります。「不得意」なことに関しては、並たいていの努力では対処できないと言えるでしょう。本人がいくらがんばっても、なかなか成果が出ないのです。

しかしふだん苦手なことが多い分、得意なことに出会えると常人にはない集中力を発揮します。その結果、大きな成果を挙げることも少なくありません。


ですから、ＡＤＨＤとは上手く付き合わなくてはなりません。自分の性質を生かすことさえできれば、能力を発揮することができるのですから。そのためにも、ＡＤＨＤだという自覚をもつこと、それにあった生活環境を整えることが大切になってくるのです。

ＡＤＨＤを免罪符として社会人としての役割を放棄してしまうのではなく、生まれもった性質であるＡＤＨＤを利用して生活すればよいのです。

「ＡＤＨＤだからできない」とあきらめずに、「ＡＤＨＤなりのやり方」を見つければいいのです。

「大人のＡＤＨＤ」サイトを通して自分流の生活の仕方を見つけ、新しい人生を歩み始めた当事者を、私はこの二年間で何人か目にしてきました。そしてADHD流のやり方で天職を見つけ、生き生きと毎日を過ごしている人は、じょじょに増えてきているようです。

つねに自分自身を磨く努力をし、意識の向上を図ることを怠らない。そうすれば必ず周囲は理解を示してくれるものです。理解が深まれば、よりいっそう能力を発揮することができるようになります。いまの私は自信をもってそう言うことができます。

現時点で「社会から落ちこぼれてどん底にいる」と感じている人でもあきらめる必要はありません。たえず「自分を知る努力」をし、ステップアップするための創意工夫を心がけてさえいれば、本来もっている能力を世の中のために生かすことができるはずです。どのような状況にあっても、落胆しないでほしいのです。けっしてあきらめないでほしいのです。

そんな思いを込めて、本書を書きました。

第一部

えっ！　私って「ADHD」だったの!?

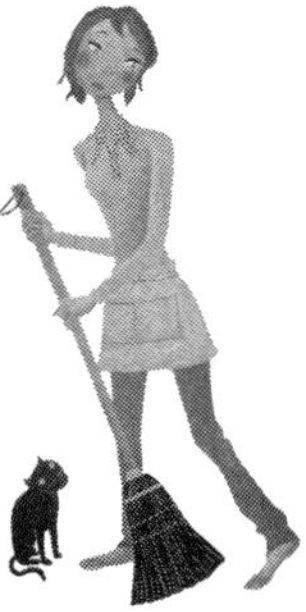

1

ADHDとの出会い

――二〇〇〇年六月――

「何事も中途半端」――ユウウツな日々

それはヒノエウマ年生まれの私が、三十三歳のときのことだった。

その年の春、私の精神状態は最悪だったといっていい。結婚生活が破綻し、シングルマザーとしての生活が三年目に入っていた。結婚生活を送っていた横浜から故郷の札幌に帰り、娘と二人で暮らしながらある小さな会社の社員として働いていたのだが、仕事も子育ても満足にこなすことができず、ひどく自信を失い精神科に通院していた。

一つだけはっきりしていたことがある。

自信を失った原因はすべて自分にあるということだ。

私は、何事も「片づける」ことができずに、失敗ばかり繰り返してきたのだ。

このときの職場での私の仕事は、小さな営業所の管理と事務だった。仕事量はさほど多くない事務所で日中、私一人で仕事をしていたのだが、どうしても仕事がたまってしまう。私の机の上には、いつも書類の山ができている。そして大切な書類がすぐになくなってしまう。小さな会社なので、経営者からとつぜん色々な用事を言いつけられることがあるのだが、そのたびにあわててしまうのだ。毎日、表面だけでも取りつくろおうと必死に仕事をしていたが、そんな日々にとてつもない疲労感を覚えていた。

朝起きると八時までに保育園へ子どもをおくり、その後会社にでかけて、夕方は七時までに子どもを迎えにいく。そしてそれから子どもと二人で食事。自宅は足の踏み場がないほど散らかっており、台所はすぐに使える食器や鍋がひとつもないほど洗い物がたまっている。また子どもはちょうど三歳で、一番生意気な盛りだった。親の言うことなど全然きかないしイタズラもひどい。

仕事と子育てと家事。私は何一つ満足に「片づける」ことができずに、毎日どれも中途半端になってしまっていた。どれひとつまともにこなすことができないのにこの三つに振り回され、いつも気持ちにゆとりがなくあせっていた。そして、そのためにひどい疲労感に襲われていた。

今まで三十三年の人生を振り返ってみても、何一つ人並みにできなかった……。そんな自信喪失から来る絶望感で、ひどい鬱に陥っていたのだ。

一冊の本との出会い

そんなある日、私は偶然書店で一冊の本をみつけた。それは「大人のＡＤＨＤ（注意欠陥多動性障害）」という「障害」について書かれていた『片づけられない女たち』（ＷＡＶＥ出版発行　サリ・ソルデン著　ニキ・リンコ訳）という本だった。

ＡＤＨＤという言葉はそのころよく耳にしていた。「騒がしくて落ち着きのない子ども」、「学習障害があるので投薬を受けている子ども」、「学級崩壊の原因」、「アメリカでは大きな社会問題とまでなっている」……「ADHD」という障害名には、子育てに関するトラブルがつきまとっているという認識はうっすらとしていた。自分にも娘がいるので、子どもに関係する情報が耳に入りやすくなっていたからかもしれない。

だが自分の娘には今のところ、この「ADHD」というものは当てはまらない。だからADHDに関しての知識はこの程度だけで、特別な関心は持っていなかった。

しかし、その本を手にとったときには非常に驚いた。「整理できない」、「忘れる」、「なくす」、「遅れる」、「気が変わる」、「衝動的」、「やり遂げられない」……その本に記述されている症例はほとんどすべて私に当てはまることだったからだ。

私はこういった症状で、本当に苦労してきた。仕事、恋愛、結婚、すべてが上手くいかなかった理由は、こうした私の性質が引き起こしてきたと言っていい。

私は、興奮しながらその本を読みすすめた。

『片づけられない女たち』によると私の困った性質は、本人のせいでも心のせいでもなく神経化学的な障害で、脳の情報伝達システムが安定していないためだという。システムが安定していないので、頭の情報のフィルターが開きっぱなしで、混乱しやすく、疲れやすく、その結果モノも散らかりなくなってしまうのだという。

だらしがなくて、ぐうたらなのに落ち着きなくてそそっかしいのも、一度にたくさんのことに手を出してどれも完成しないのも、すべて脳の中でやりとりしている情報物質がうまく働いていないためだったらしい。

とにかく、記載されているほとんどすべてのことが自分にも思い当たった。私はすぐに心療内科に駆け込み検査をうけた。診断結果は「ＡＤＨＤ（注意欠陥多動性障害）」であった。そして、この「ＡＤＨＤ」という診断が大きく私の人生を変えることになる。

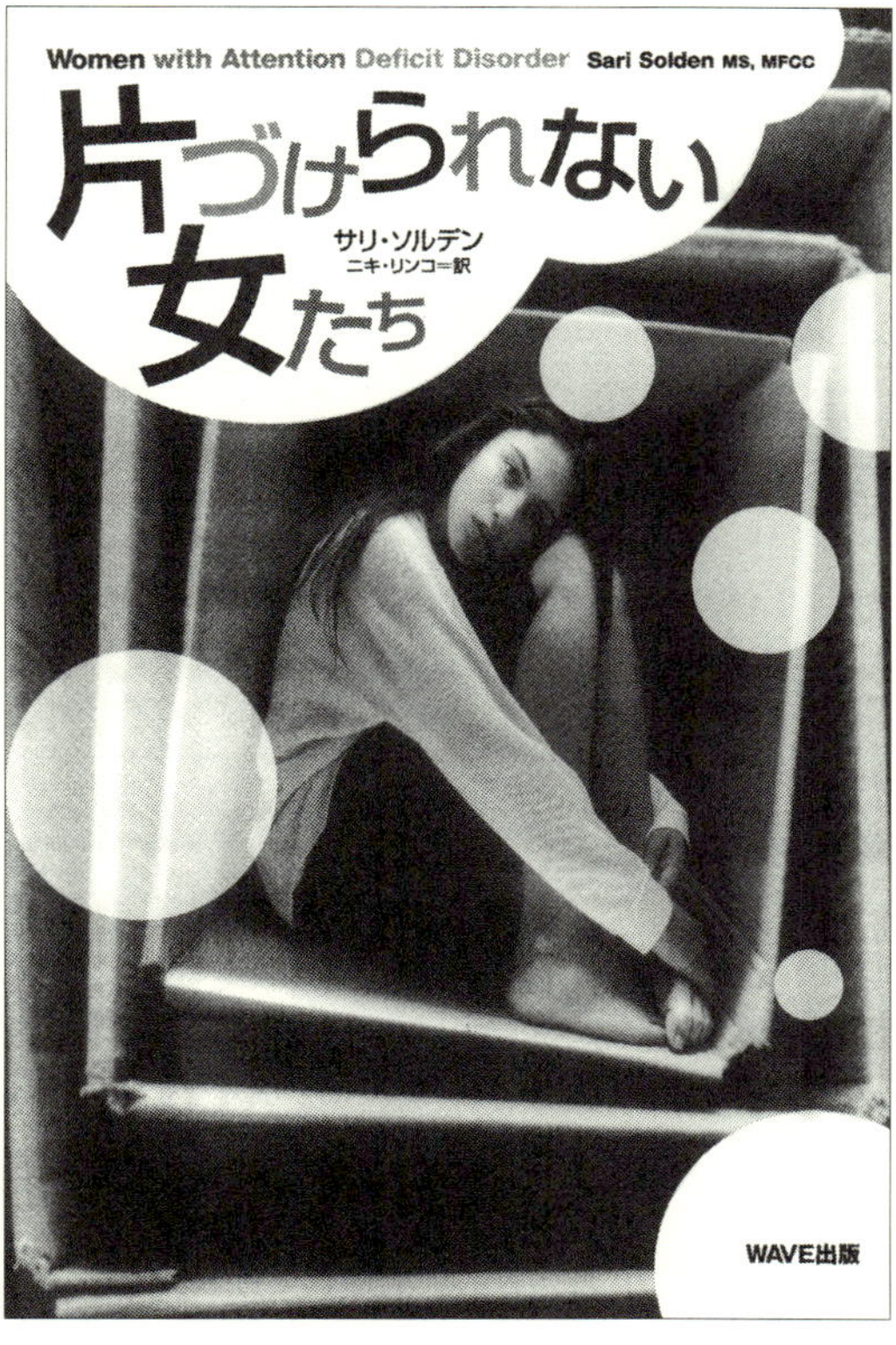

私の運命を変えた一冊

『片づけられない女たち』

サリ・ソルデン著　ニキ・リンコ訳
WAVE出版刊

成人ADHD Q&A

★成人ADHDとは?

衝動的で落ち着きがない。授業にも集中できない。不注意ですぐミスをする。ぼんやりしていて呼びかけられても気がつかない。

注意欠陥多動性障害(ADHD=Attention-Deficit/Hyperactivity Disorder)という「障害」のために、学校や家庭に適応できない。そんな子どもたちの姿は、近年メディアでもひんぱんに取り上げられるようになっています。

最近では教育現場や地域社会での認知度も高まり、子どもたちへの具体的な対応策が全国各地で講じられるほどになりました。医学の分野での生物学的研究もすすんでいます。

こうして日本の人びとは「子ども特有の障害」としてADHDを知ることになりました。いつの間にか「ADHDは子どもの障害である」という理解が社会的に広まってしまったのです。

ところが、成人にもＡＤＨＤや、多動のない注意欠陥障害（ＡＤＤ）はあるのです。この事実はほとんど社会的に知られていません。

『衝動性』『多動』『注意持続困難』『先延ばし』などの症状は、かつてはその人（成人）本人の生い立ちや育った環境の問題、心の病気、あるいは脳の欠陥に原因があるなどと診断されました。しかし、実際の医療現場での状況とその研究によって、ある別の原因が浮かび上がってきたのです。原因は「脳神経の発達の特性」にあるというのです。子どもだけでなく実は大人（成人）になっても、「脳神経の発達の特性」がさまざまな症状を引き起こすというのです。大人のＡＤＨＤです。

家庭生活での、配偶者や子どもとの関係がうまく保てない、職場での対人関係のトラブル、仕事や作業面でのミス、そして日常生活での自分のやるせなさ――。成人のＡＤＨＤを知らないがために、日々「生きにくさ」を痛感しながら生活をしている人（成人）は少なくないというのが今の日本の現状です。

2

そういえば昔からヘンだった私

子どものころ——幼稚園児時代

仕事や家庭で失敗を繰り返した果てに、三十三歳にして自分がようやくＡＤＨＤ（注意欠陥多動性障害）だと知った私だが、もちろんこれはとつぜん降って沸いた障害ではない。

私は昔からヘンな子だった。親の手をわずらわせてきた。今思えばそれも、ＡＤＨＤが原因になっていたのだと思える。

あきらかに自分が人と違っているということに気がついたのは、小学校にあがる一年前の幼稚園時代のときである。それを振り返ってみよう。

幼稚園の折り紙の時間のときのことだ。

クラスの中で私だけがいつも、先生と同じように紙を折ることができなかった。端と端を合わせるだけの作業がとても難しく感じられ、指先が凍りついてしまったようになり、自由に動かせない。折り紙だけではない。工作関係はすべてダメ。手は糊だらけになり、私が切ったはさみの跡はギザギザだらけ。同じ歳の友達はいとも簡単にこなしていることなのに、自分だけができない。いったい何を作るつもりだったか全くわからない紙くずを前にただ途方にくれるだけ。

これが昭和四十一年にこの世に生まれて初めてぶつかった壁だった。

幼稚園に入る前から、私は物怖じしない積極的な子どもだったようだ。両親の話によれば、人見知りもせず、活動的で、大人の前でも堂々としていることができたようだ。

ただ、非常に落ち着きがなく、いつも一人で勝手にどこかに行ってしまう癖があり、家族と出かけても一人、親の手を離し迷子になってしまうことがよくあった。迷子には本当に慣れっこになっていたので、どこに行っても親とはぐれてしまったら、近くの人に自分から声をかけて助けてもらったものだ。

三歳をすぎたころには誰にも教わらなくても、文字が読めるようになっていた。四歳くらいには、小学校三年生くらいまでに習う漢字はすべて読むことができた。そして毎日、新聞のＴＶ欄を見て子ども番組をチェックしていた。しかし、新聞は読めるのに、四歳になってもまともな会話ができなかった。二語文以上の会話はなく、今だったら完全に三歳児検診でチェックされていただろう。でも当時は、それほど問題視されることがなかった。両親も心配はしていたようだが、子どもの個性として受けとめていたようである。

今だったら「自閉傾向がある」と診断されてしまうような状態だったのにもかかわらず、幼稚園に入ってからは、突然おしゃべりをはじめるようになった。今まで話をしなかった分、まとめてすべてを話し出したかのように、頭に浮かんだものはすべてその場で言葉にした。

私には二歳年下の弟がいるのだが、両親は弟を育てるようになって、初めて子どもは可愛いと思えたという。弟は私とは正反対で、素直な大人しい子どもだったのだ。

今では親と私のあいだにも信頼関係が出来上がっているからこそ、当時のことを率直に話してもらえると思うのだが、落ち着きがなく、ちょろちょろ動き回り、その上ひっきりなしにおしゃべりをしている私を親としてももてあまし、可愛いと思える余裕がなかったようだ。私の娘には今のところ、そのようなＡＤＨＤ的な傾向はほとんどないが、もし自分の子どもが私のような性質ならば、私は育児ノイローゼになっていたかもしれない。

会話ができるようになっても、字を読むことには、まったく飽きることがなかった。当時祖母が毎月買ってくれた子ども向けの雑誌があって、それが大好きで全部暗記するまで読んだ。それだけでは飽きたらず、近所の年上の子どもから小学生向けのものを借りて読み、幼稚園児としてはかなりの耳年増になっていた感じがする。同じ園の子ども達が話すことが、とても子どもっぽく感じたものだ。

例えば当事の大きな事件として「千日デパートの火事」があったのだが、私はその事件の詳細を知っていた。大人向け週刊誌のグラビアを読んで知っていたのだ。しかしクラスの友達は何も知らなかった。

身体や口を動かしていないときは、本を読み、頭を動かす。私の頭と身体の「多動」はもうこのときからすでに出来上がっているものだった。

小学校時代

はみだし者だった

小学校に入ってからも、幼稚園からの傾向はまったく変化せず、あいかわらず不器用で落ち着きがなかった。

小学校に入って一番苦手だったのは、書き取りの硬筆の時間である。書き取りでは、決まった升目にていねいに鉛筆で手本どおりの字を書いていかなくてはならない。本を読むのは好きだったが、字を書くことが大嫌いだった。筆圧の調整が下手なのか力を入れすぎて何度も芯をおる上、色が濃く出すぎて、その上を手でこするものだからノートが汚れてしまう。そして、作業は単調で変化がなくおしゃべりはもちろん禁止。何よりもいやな授業だった。

おしゃべりのほうは相変わらずで、授業中でも思いつくまま手を上げて発言していたので、授業妨害に近い状態になっていた。家庭訪問のとき、さりげなく母親が注意されたらしい。思いついたことをいったん頭で受けとめてから口に出すということが、どうしてもできなかったのだ。

小学校の休み時間には、教室に一台あるオルガンを女子が順番に引いてみんなで楽しんでいた。当時はピアノかエレクトーンを習っている子どもが多く、私も一応はエレクトーンを習っていたが、本当はとても嫌いなお稽古だった。黙ってイスに座っていることが我慢できなかったからだ。嫌々やっていることなので当然上達もしない。

とはいえ教室では、順番がきたらみなお行儀よく自分のレパートリーを披露する。だが私の番がきても、そんな調子だから特別ご披露できる曲なんてあるわけない。それでも目立つことをしてやりたいという気持ちは強かったので、これは「不思議な少女のワルツ」という曲、こんどのは「嵐のポルカ」という曲といった具合に、勝手に題名をつけて、適当に引きまくっていた。ゆっくり引くとそれらしく見えないので、TVなんかでよくみるピアノの演奏家のように大げさに体を揺さぶりながら弾いた。どう聞いても騒音にしか聞こえなかったはずだが、私の勢いに負けてか友達はみな無言だった。

不器用な子だった

小学校に入ると、お道具箱がそれぞれに与えられる。はさみや糊やおはじきなど、授業全般に必要な小道具が入っているものだ。私のお道具箱は一目見てわかった。他の子どものものと違うからだ。必要なものが足りない上に、箱が手垢で汚れているのである。

当時の算数の時間には、まずおはじきで数の勉強をした。でも私は、小さいものを扱うのが苦手なので、おはじきのような細かいものは、バラバラになってあちらこちらにいってしまう。一応名前がついていたので、あとから届けてもらえるのだが、いざ使おうとするときには、いつも数が足りなかった。

小学校に入っても工作はとても苦手だったが、お絵かきだけは得意だった。

画用紙いっぱいにたくさんの色を使って大胆な構図で描いた絵は、非常に子どもらしい絵だといわれ、何度もコンテストに入賞した。

このころは、絵を描いているときが一番幸せで、いつも、自分で物語を作りながら絵を描いた。お道具箱の中のクレヨンはボキボキに折れて短くなっているし、サインペンはペン先がつぶれている。でも、絵を描いている時には、おしゃべりをしたり身体を動かしたりしなくても、何時間でも一か所に座っていられるのだった。

しかし、絵を描くことを楽しく感じたのは、三年生くらいまでだった。

小学生も三年生くらいになると、ただ伸び伸びと描くことだけではなく、写実的に緻密に模写することなどが要求されてくる。そうなると、もう絵を描くことに何の魅力も感じなくなってしまったのだ。想像力を働かせる余地もなく、硬筆の書き取りと同じく、ただの退屈な作業でしかなくなってしまう。

そのころから現在まで、自分から絵を描くということはまったくしていない。でも、当時思いのままに心に浮かんだことを描いていた心地良さは忘れられないものがあり、絵に対する強い憧れは今でももっている。

「ヘンな子」という自覚が芽生えた

私のおしゃべりが止まったのは、四年生の二学期だった。

そのころ、急に自分の周囲の状況が見え始めたのだ。

それまでもたしかに、自分が活発な女の子だという自覚はあった。だが、その言動が他のクラスメートとは違い、浮いている、かわった子どもだ、ということに気がついてはいなかった。だがなんの理由もなくこのころ、ふと自分の周囲の状況が見え出したのだ。

あたりの状況おかまいなく話しまくる自分に、私は嫌悪感を覚えた。それから、授業中に自ら発言することはほとんどなくなった。

だからといっておとなしい子どもに急変したわけではない。私にはいつでも友達がいて、にぎやかに過ごしていた。

飽きやすい傾向も当時からあったので、次々と友達を変えたりもした。毎日、決まった子と誘い合って学校に行くのだが、突然、衝動的に違う友達と付き合いたくなり、今まで付き合っていた子どもの家にはむかえに行かなくなる。その子が嫌いになったわけではないのだ。なんとなく、ある程度付き合うと、その子のことが分かってしまって刺激がなくなるのだ。そして違う友達に興味をもつ。

私は何よりも「退屈」が怖かった。だから、少しでも「退屈」を味わいそうになると、変化を求めるのだった。

「退屈」が苦手なために、一度こんなこともあった。

ある日家族が用事で不在のときに、TVにも飽きて、読む本もなく、あまりの退屈さに我慢ができなくなった。そして不意に、天井裏に登ってみようという気になった。天井裏にはたしか、父の本がたくさん詰まったダンボールがあるはずだし、他にも何か面白いものがあるかもしれない。

私は、押入れから天井裏にあがり、柱に沿って歩きながら天井の奥を隅々まで探検した。しかし面白いものは何も出てこない。がっかりして部屋に戻ろうとしたとき、不意に柱から片足を滑らし、天井を突き破ってしまった。

下の部屋から見たら、私の片足が天井から突き出た状態になっていたはずだ。帰宅した両親に怒られたのは言うまでもない。

「苦手な教科」との出会い

小学校時代の私の成績は、比較的良いほうだった。目立って優秀というわけでもないが、とりあえず、全教科平均点以上はとっていた。しかし四年生のある日、算数で確率の問題がでてきたとき、私は授業をまったく理解することができないことに気づいた。

いくら考えても分からない。確率のことを考えると頭が白くなったようになり思考がとまってしまう。

初めての経験だった。その単元のテストは結局ほとんど〇点に近い状態で、心配した担任は家庭で何かあったのかと思い、授業終了後、自宅に立ち寄り両親と面談した。しかし両親には特別心当たりもなく、教師と三人で首をひねるばかりであった。

それでも、その単元が終了するとまたもとの成績に戻ったのだが、その後高校を卒業するまで何度か、そのときのような、勉強しても理解できないという経験をした。とくに、理数系の問題で多かったようだ。

中学時代

不注意な子ども

中学に入ると、今度は不注意が目立ってきた。

小学生のときには、親もわりあい注意深く見ていてくれたため、忘れ物もそれほどなかった。だが、中学に入りある程度身のまわりを自分の責任で管理しなくてはいけなくなると、急に忘れ物が多くなり始めたのだ。教科書や学習用品はいうに及ばず、一度はスカートを穿かずにそのままコートを着て学校に行ったことがあった。

不注意は忘れ物だけではない。期日に提出物を出すことができずに、呼び出しの常連になっていた。またあるときなどは、高さ三メートルくらいあるドブ川のふちを自転車で走っていたとき、なんとなく考えごとをしていたようで、不意にバランスをくずし、そのまま下に落ちてしまった。

運良く軽い打撲だけで大きなけがはなかったが、今思えば、中学生にもなってそんな所に落ちるほうが問題にされてしまうようなところである。そのときは考え事に熱中し、自転車に乗っていることをすっかり忘れてしまったのだ。このような命に関わるような失敗もしていた。

「好きなこと」になら熱中できる

中学から高校時代は、趣味に没頭した。この時代の私の趣味は映画。当時はまだレンタルビデオというのは一般的ではなく、あっても、ビデオデッキがある家自体まだ珍しかった。だから私は、お小遣いをやりくりしながら、せっせと映画館に通っていた。

とくに邦画が好きで、何人か憧れの映画監督がいた。そして、将来自分も映画を撮るぞと真剣に考えたものだ。

クラスメートにも何人か映画ファンはいたが、みな、アイドル系の話題作ばかりしか見ていなかったので、それぞれ自称映画ファンでも、私と話が合う友人は一人もいなかった。

私は当時一三歳だったが、小津安二郎で在りし日の家族像を思い浮かべ、今村昇平で人間の本能と自由を考え、黒澤明でキャラクター性の対比を覚え、そしてウッディ・アレンのニューヨークに憧れた。要するに、年齢のわりにマニアックだったのだ。

二十歳で突如映画に飽きて見なくなるまで、私以上に映画に詳しい同世代の人には会うことできなかった。また、映画のほかにも、小説や音楽などでも友人達が知らない範囲までほとんど網羅していた。

将来の夢

このころから、将来の夢を毎日のように夢想するようになった。あるときは映画監督、あるときは作家、またあるときはデザイナーに通訳にフードコーディネーター。自分の能力や特性を考えずに、空想だけが進んでゆく。

将来の空想がはじまると、何時間も物思いにふけりながらすごすことができた。退屈とは感じないでいつまでもじっとしていられる。夢は果てしなく広がり、もうあたかも実現したかのように、自分が映画監督になった状況をリアルに思い描いた。

しかし、その夢のための、実際的な計画や準備にはまったく着手できなかった。夢の話は親にもしていたのだが、そういう状態だったのでまったく取り合ってもらえなかった。

受験勉強も中途半端

大学受験のための勉強は、高校二年の三学期からはじめた。

自分としてはこのときほど勉強をしたことはない。しかし、受験二ヶ月前のお正月、突然受験勉強そのものに飽きてしまい、受験当日まで一切の勉強をやめてしまった。これも理由はない。勉強に飽きたのだ。突然友人を変えたり、好きだった映画を見なくなったりと同様、「飽き」はある日突然にくる。

結局第一志望は落ちて、滑り止めだった短大の家政科に入学した。この短大に入学してからも相変わらず不注意なことは多く、調理実習中、白衣に火が燃え移ったのも気がつかないでボーっとしていたりした。しかし、そのころはこんな私でもまだ、「そそっかしいけど、マニアックな面白い人」と見なされていた。

これからこの性質のために苦労することになるのだが、そのころはまだ、周囲は私のＡＤＨＤ的傾向を、「キャラクター」として受けとめてくれていたのだ。

★成人ADHDの原因は?

前頭葉の機能不全や神経伝達物質(ドーパミン・ノルエピネフリン・セロトニンなどのカテコールアミン)の代謝問題が主原因としてあげられます。そのほかには、RAS、青斑核、尾状核、扁桃体といった領域の機能不全など、生物学的な問題が原因とされています。

《三つの主症状》

もっとも一般的なAdult ADHDの症状にはいくつかありますが、人によってあらわれ方の程度が異なります。もちろん、主症状の他にも各人に固有な症状があります。

◆衝動性

外界からのさまざまな刺激に対して無条件に反応してしまう症状。頭に浮かんだ考えを反射的に言葉にして発してしまいます。この衝動をコントロールできないために、日常生活や人間関係において問題に直面する場合が多々あります。Adult ADHDの症状の中でも生涯にわたって続くものです。

◆多動性

成人になってからの経験的な学習や、ある程度行動をコントロールすることによって抑制することができます。ただ、「貧乏ゆすり」や「早口の絶え間ないおしゃべり」という動作がそれに換わってあらわれる場合が多くあります。

◆不注意

注意力を持続させることができないという症状。「にぶい」「ぬけている」

などと捉えられてしまう原因でもあり、ときには「意識がふっと飛んでしまう」ようなことにもなります。学業・人間関係・職場での評価など人生のさまざまな場面での「障害」となることも多々あります。

その他の具体的な症状を挙げておきましょう。

・だらしない
・整理整頓ができない
・ミスが多い
・ストレスに弱い
・刺激を求める
・モノをなくしやすい
・金銭管理ができない
・時間を守ることができない

・不器用
・危険な行為を顧みない
・計画性・準備に欠ける
・一つのことをやり遂げるということができない
・退屈に耐えられない
・気分が変わりやすい
・不安感におそわれることが多く、鬱や心配性に落ち込むことが多い
・目標に対しての達成感が感じられない
・かんしゃく持ちで怒りっぽい
・マニュアルに従うことができない
・自尊心に欠けている
・自己認識が曖昧である
・対人関係に一喜一憂しやすい
・暴力行為に走りやすい

・アルコールや薬物などへの依存傾向がある
・言動に落ち着きがない

3 社会人になって

ダメOLの日々——まったく不向きな事務職

本当の苦労が待っていたのは社会人になってからだった。

新卒で就職したのは、生命保険会社だった。職種は事務員。当時の保険会社はまだ、完全にオンライン化されておらず、事務作業の半数以上は手作業の時代だった。そんなとき私は、契約変更の処理係となったのだ。

契約変更のために必要な書類が、営業さんたちからあがってくると、必要添付書類や記入欄をチェックする。

初めは、先輩から引継ぎを受けるときに、教えてもらったことをすべてノートにメモしていたのだが、そのうちに先輩の話を聞いているうちに頭が白くなってしまい、今、相手が何を言っているのか分からなくなる。メモを取るにも取れない。そのときに、自分から再度質問すべきなのだろうが、気おくれして訊くことができない。先輩は当然、私が理解したものと思うだろう。でも私にはまったく分かっていない。

そしていざ一人で仕事をするときに困ってしまい、フリーズしてしまう。そんな私を見て、先輩はひどく腹を立てる。

私は簡単な単純作業がまったくできなかったのだ。コピーをとっても曲がってしまう。書類をまとめて束ねることも、上手く端をそろえて書類をまとめることもできない。そして領収書の数字を台帳に書き写す仕事が何より苦手で、作業はのろく、おまけによく間違えた。間違えた部分に修正液は使えなかったので、訂正印をおして書き直すのだが、同じ部分を二度、三度と繰り返し間違えたりすると台帳は訂正印だらけになり、肝心の数字がとても読みにくくなってしまう。

私が担当していた仕事の一つに、契約書の申し込み欄のチェックもあった。契約者コードの書き間違いを発見しても、それを正しく記入し直すことを間違って、他人の給料から保険料を引き落としてしまったことがある。このときは同じ人に対し、二ヶ月にわたって同じ間違いを二度した。大変な騒ぎになった。始末書を書かされた。

お茶くみも苦手な仕事だった。給湯室でお茶を入れるまではいいのだが、緊張と不器用さのため、お盆に湯飲みをのせてスムーズにお客様にお茶をお出しすることができないのである。それでお客様の書類にお茶をこぼしてしまったことがある。

また、お客様がお土産に持ってきてくださった「水蜜」を上司から、切って出してくれと言われたことがある。しかし私はまともに水蜜の薄い皮をむくことができず、指の跡をたくさんつけてグチュグチュにしてしまった。

社会人になる前は、私なりにいろいろな希望があった。「キャリアウーマン」と呼ばれるような、仕事ができる自立した女性になろう。恋人をつくったり、海外旅行を楽しんだり、教養を身につけるような習い事をしたり――とプライベートも充実させよう……。

しかし実際のところは、家に帰ると疲れきって何もする気にならなかった。服を着替えることもできないくらい疲れきっていて、そのままベッドに直行。アフター・ファイブに遊びに行く気力すらない。毎週日曜日になると次の日からまた連日出勤しなければならないという思いで憂鬱になる。彼氏をつくることも旅行に行くこともできない。

それでも毎朝、六時に起きて会社に行った。誰もいない時間のほうが落ち着いて仕事ができるからである。先輩から仕事をしているところを見られると、緊張して固まってしまうのだ。このころは私の作業の遅さとミスの多さが社内でも問題になっており、先輩から四六時中監視を受けるようになっていたのだった。

それでもまともに仕事はできなかった。たまった仕事を片づけようと手をかけるのだが、一つが終わらないうちに、次の仕事が気にかかり、そちらのほうに手を伸ばしてしまう。何時間事務所にいても仕事は終わらなかった。

ついに退社

私は昔から向上心だけは人一倍で理想が高い。ばりばりやって活躍したい。簡単な仕事ができないのは、まだまだ努力が足りないからだ。集中力がなさすぎるのだ——。

自己啓発の類の本も何冊も読んだ。精神を立て直すために、気功やヨガ、菜食にもチャレンジした。ＯＬスキルアップのための講習会にもでかけた。しかし、何も変わらない。そのときだけは一時的に、「これから変わりそうだ」という気がするのだが、実際職場に戻ると、また以前のようにケアレスミスを繰り返す。仕事はたまる一方だった。

私は、どんどんストレスを溜め込んでいった。そしてあるときついに、朝礼中に倒れてしまった。診断名は「慢性胃炎」。身長一六五センチなのに、そのときの体重は四十五キロだった。

私はもう我慢できなくなった。そしてとつぜん退社した。自分の能力に対して諦めができたのだった。

親は泣いた。地元の固い職場に就職させたことで、子育ても一段落ついたと安心していたらしい。なのに、なんの相談もなくとつぜん退社したのだから。

少しは興味の持てる仕事を——転職、また転職

また仕事を探さなくてはならない。だが、座ってばかりいる仕事、事務仕事に追われる職場はもうたくさんだ。

そう思った私は、国内専門のツアーコンダクターとなった。

この職についてはじめて、仕事が楽しいと感じられた。こまかい処理作業もあったが、事務員のころの仕事から比べると簡単で、分量も極めてすくなかった。私は毎日違う土地に行き、違った人たちと接触して色々な話をした。このとき私は二十二歳。毎日暗く憂鬱な生活を送っていたことがウソのように感じられた。生まれ変わった気がした。自分が外交的な性格だったのだと自覚も芽生えた。

だがとても楽しかった新しい仕事にも、一年とたたないうちに、次第に飽きがくるようになった。一通り仕事の要領を覚えてしまうと、なんだか魅力が感じられなくなるのだ。

友人や趣味に突然飽きがきて取り替えてゆくのと同じ感覚だった。

次に選んだ職業は広告代理店の営業である。この職業を選んだのは、ツアコンを経験して、人間同士の付き合いという場面に少し自信がついたからだ。

当事はバブル真っ盛りの時期。広告業界全体が好景気に沸き、皆、踊らされていた。そんなとき、毎日多くの企業家と会った。青年実業家という職業が脚光をあびていた。私の目にも、まぶしく映った。

私には、営業という仕事は向いていたようだ。好景気ということも手伝って、飛び込みで訪問しても受けいれてくれるし、さぼったりしなければ、契約が取れる時代だった。そのうち、自分自身も経営者になりたい、ベンチャー企業を立ち上げたいという夢がでてきた。

もちろん具体的なプランなど何もない。学生時代の夢想と同じレベルなのだが、たくさんの成功した企業家達と会っていると、その気になって自分も何でもできるような気がしたのだ。

仕事のほうは、愛想のよさと積極性で飛びこみでもたいていの場合は、受けいれてもらえた。でもやがて、「自己管理」という問題に突き当たるようになった。毎日通って八割がた「いい感じ」になるのだが、ついいい加減になって、最終的な契約に結びつかない。仕事の仕方が自分に甘いからである。

そのうち、顧客のところを回る振りをして毎日喫茶店に入り浸るようになってきた。成績はガタガタである。ベンチャー立ち上げの夢を持ったまま、一年で退職した。


次に転向したのは化粧品の販売だった。これは、毎日店頭に出て人目につくところにいなくてはならないため、自分で自分を管理する能力があまり問われず、とても向いていたようだ。事務仕事がほとんどないということと、もともとコスメフリークで化粧品が大好きであったということもあり、うまくいっていた。

私は職場のスタッフの誰よりも化粧品の対しての知識を持っていたし、何よりも、ツアコンと営業で憶えた笑顔とトークでたちまち売上もショップで一番になった。そしてあっという間に店長になった。化粧品の仕事で将来独立しようと心に誓ったりもした。

だが、自分が店長となりスタッフを育てる立場になったときに壁に突き当たったのだった。

自己管理できない人間が、他人の管理などできるはずがない。スタッフにはいろいろな人間がいるが、まとめることができなかった。ついつい、楽しい気さくな先輩でいたいと思ってしまう。後輩と友だち付き合いはできるのだが、厳しく教育することはできない。

なぜだろうか?

私はまだまだ自分に自信がなかった。販売力はあっても、やはり細かい作業は苦手だし、物忘れも多い。そんな人間が、えらそうに人を教育なんかできる立場ではないという思いが頭から離れなかった。

結局、店の人間関係をうまく管理することができずに、また挫折した。

このとき、すでに二十八歳も半ばをむかえていた。

バブルもとうに崩壊し、ベンチャーの夢もたんなる妄想に過ぎないということに気がついた。貯金もない。私は、このあとの進路に悩んだ。

安易な解決法——結婚

ちょうどそのとき、パソコン通信で知り合った男性がいた。遠方に住み中小企業に勤める六歳年上の人だ。数ヶ月付き合って、よくわからないまま結婚することになった。とにかく結婚をして環境を変えることによって、何か変わるような気がしたのだ。

衝動的に結婚を決め、二、三ヶ月で準備を整えた。

これが二十九歳のときのことだった。

4 結婚してみて

主婦失格

あわただしい準備期間のあと、結婚式を夫の地元、横浜で挙げ、新婚旅行に出かけた。

新婚旅行から帰ってきて、一番初めにしなくてはならなかったのは、まず、自分が持ってきた荷物の整理である。ダンボールにして十個以上あっただろうか。

それから、新しい家具を配置し、夫と自分の荷物をその中に整理しなくてはならなかった。夫はすぐに勤めに出なくてはならなかったので、とりあえず、日中私が一人で、できるだけのことはやらなくてはならなかった。

しかし、どうしても上手に収納できない。

新婚だから、収入にだって限りがある。そこで２ＤＫのアパートを新居としたのだが、収納スペースが極めて少ないところに、夫も私も荷物が多すぎた。なん箱も積み上げられたダンボールの前で私は途方にくれた。

とりあえず、箱を開けて中身を確かめるのだが、どこに何を入れたらよいのか分からない。首都圏サイズの押入れと納戸が一つずつしかない部屋で、どうやってモノをしまったらよいのだろうか。

たくさんのモノを目の前にして、これからこれらを分類収納していかなければならないと考えるとめまいがした。ただダンボールをながめながら、毎日を過ごしていた。

部屋づくりと同時に、はじめての家事もしなくてはならない。それまで一人暮らしの経験がなかった私にとって、料理も洗濯もほとんど未経験に近いものがあり、要領というものがまるで分かっていなかった。

奮闘の日々

朝起きるとまずは夫の朝食の用意である。

そして夫を起こす。寝起きの悪い夫を起こすというのは大変な苦労だ。なんとか遅刻させまいと、かなり神経を使う。身づくろいと朝食に必要な時間を考えると、遅くとも家を出る十五分前には起こさなくてはならない。

当時私は夫のお弁当も作っていた。夫からお弁当の中身はなんでもいいけど、新婚のお弁当ということで、職場の人は注目しているから、彩りのいい見ばえの良いものを作ってくれという注文があった。これは当時の私にとって、相当に難しい注文だった。経済的なことも考えてお弁当にしていたのだが、彩りをよくするためには昨日の残り物だけではすまない。料理はさほど嫌いではなかったが、とにかく私は要領が悪く不器用なので、ありあわせのもので臨機応変にこしらえるということができないのだ。そして、とにかく時間がかかってしまう。朝は六時前から起きなくては、朝のすべての準備はできなかった。

夫を送り出した後は、食器を洗い、洗濯機を回す。

洗濯機を回していると、つい干すことを忘れ、お昼近くになってしまう。なぜ干すことを忘れてしまうのかというと、部屋に掃除機をかけているうちになぜかつい忘れるのである。

首都圏の2DKのアパートは、北海道と住宅事情がまったく違い、とても狭い。洗濯物を干すところが非常に狭く、布団カバーやシーツなど大物は大変である。これが私にとってはひどい苦労で、場所や容量を考えていかに効率よく干していくかというのは大問題だった。

そして苦手なことはつい後回しにしがちで、結果的に洗濯物を干す作業は昼過ぎになってしまう。

買い物も一苦労だった。

スーパーに行く。スーパーで商品を見て回るのは大変好きなことだった。いろいろな新製品や珍しい食材などがあると時間を忘れてしまう。そして最後には、売り場をただ何周もして、その日に必要なものは何もカゴに入れてなかったりする。

そして、夕食つくり。

料理のレパートリーなど何もなかった私は、料理本をたくさん買い込んでいた。そして毎日本を見ながら料理した。冷蔵庫のありあわせのもので短時間にパパっと作るなんていう芸当は絶対に無理なことで、煮物をつくるのも炒め物も、すべて材料の分量を量ってから準備した。

こんな調子だから夕方までに家事がすべて終わらない。夫が帰ってきて夕食を終えたあとも、アイロンがけなどをしていると夫が言う。「どうして俺が帰ってきても家事をしているのか？　神経が休まらないじゃないか」

「どうしても一日で終わらないからです」

「そんなはずはないだろう。やればできるはずだ。専業主婦なんだから」

こう言われると、悲しさと情けなさで涙が出た。

家庭でのジレンマ

ところが夫のほうはと言えば、初めて持った自分の家庭に満足しているようだった。仕事から帰ってきては、くつろいで、趣味に没頭したりしている。

そして、ときには友人を連れてきて、新妻の作った料理を食べさせ満足そうにしていた。

友人を家に連れてくると夫は言う。

「おい、ビールもってこい」、「おいメシ早く作れ」

私はそのとき、家政婦になった気持ちになった。私が夫の友達と話をするということはほとんどなく、ずーっと台所に立ちっぱなしだったからである。

こんな私とは対照的に、夫の母親は、専業主婦になるために生まれてきたような女性だった。

やりくり上手で、衣食住すべてを完璧にこなせる上に、穏やかで優しい女性である。夫はそんな母親に育てられてきたので、母親の家事能力を基準にしていたようだ。

掃除の苦労

私は毎日突然人がきても大丈夫なように、きちんと片づけをしなくてはいけないというプレッシャーから、日々相当な時間を掃除に費やした。ひんぱんに夫の両親や友人達が訪ねてくるからだ。

一応皆気を使ってくれて事前に電話をくれるのだが、すぐ家の前からかけてくる場合もあるので、間に合わないことも多かった。

それに、いくら私が掃除に時間をかけていても、注意は表面的な部分にしか及ばない。押入れや引き出しの整理や、障子のヘリといった隅々までは、まったくといっていいほど気がまわらなかった。ただ人が座れるスペースをつくるのに精一杯で、他に気をまわす余裕がないのだ。

その結果、たまに夫が引き出しを開けようとすると、中身がゴチャゴチャになっていて引き出しがあかない。障子のヘリに何気なく目をやると、綿ゴミが固まってついている……。

そんなありさまだった。

夫が唯一手伝ってくれた家事といえば、ゴミだしだった。私が風邪気味の時には、お米を研いだり食器洗いをしてくれたりはしたが、ふだんはそのくらいだった。果たして、ゴミだしだけでどれくらい私の家事の負担は軽くなっただろうか。むしろ「手伝ってやっている」という無言の圧力を感じて辛くなった。

でも当時、収入がない私は、家事のすべての責任は自分にあると感じていた。夫には何を頼むことも要求することもできず、すべてを自分で抱え込もうともがいていた。

家計の管理もできない

新婚当初からそんな状況で毎日を過ごしていたので、結婚後の挨拶状や式の写真の整理ということにはとても手が廻らなかった。挨拶状は先延ばししているうちに、ついに出さずじまい。写真の整理はダンボールに写真をいれたままになってしまった。

毎日、ただ家事に追われて暮らしていた。とにかく朝、夫を送りだし、掃除機をかけて、洗濯をして、夕食の支度をする。それだけで一日が終わり、その他のことをする余裕はなかった。時間的にはあったかもしれない。でも精神的にはまったくなかったのだ。

家計の管理もできなかった。毎月赤字である。公共料金の引き落としが残高不足で、カードローンから知らない間に引き落とされている。

ときどき夫から、どれくらい貯金があるのか訊かれることがあったのだが、それが怖かった。赤字の穴埋めのことで精一杯、貯金なんてまったく考える余裕がなかった。

それで少しでも家計の足しにと、パートに出ることにした。出版社での週二、三回程度の簡単な雑用だ。でも、家事とは両立しない。つい出来合いのおそうざいを利用するようになって、「働くようになってから料理がまずくなった」と夫に言われた。

このとき、誰かに助けを求めればよかったのかもしれない。でも、他に仕事を持っていない専業主婦だった私——仕事をしていてもパート勤めの私は、家事や家族の管理はすべて主婦の責任であると思いつめていた。また周囲も当然そう思っていた。

夫が遅刻するのも、夫が太りすぎるのも、夫が風邪を引くのも主婦の責任。妻は夫を管理するのが本業なのである。

結婚後一年たち、子どもが生まれたころから、夫は、マイホームを建てる構想をもつようになり、しきりにモデルルームの見学に行くようになった。

結婚前に夫の父親から、将来はマイホームを持つようにと言われていたのだ。家は家族の基本であり財産であるのだから、できるだけ早く賃貸生活をやめるように、と。実際に夫の両親は、サラリーマン生活をしながら、家計をきりつめ若いうちに立派な一軒屋を持ったのだ。

マイホームを探すにあたって夫の父親からは「居間には大きなテーブルを置き一家団欒を楽しめるように」、母親からは「台所は女の城だから広く取りなさい」と言われていた。また夫は「自分の書斎が欲しい」などという希望をもっていた。もちろん、両親と同居を考えてのマイホームである。しかしそこに私のプライベートな空間について触れる人はいなかった。

マイホームの話が出るたびに、私は思った。

「私はこれからも毎日家事と子どもと夫の世話に追われ、家に縛られたまま一生を終えるのだろうか」

暗黒の中に突き落とされた気持ちだった。

夫も夫の両親も、マイホームを持つことは私にとっても喜びなのだと何の疑いもなく思っているのだった。

それでも、夫のご両親は私のことをとても可愛がってくれて、大事にしてくれた。誕生日には、ご馳走を作ってくれたし、一人で家にいると退屈するだろうと、買い物などに連れ出してくれたり、ドライブに誘ってくれたりした。

しかし、それは、私個人としてではなく、「嫁」として大事にしてくれたのだという気がする。

破綻

こんな生活の中で私はだんだん、自分が何のために生きているのか分からなくなっていった。

独身のころは、つまずきながらも、将来は成功したいという希望をもって仕事をしていた。だが仕事もうまくいかず、次に期待をかけた結婚もうまくいかない。

私は毎日、ただ、夫と「家」のためだけに生活していた。

ある日私は、夫とデパートに買い物に行った。会計をしようとしたときに、支払いにつかうつもりだったクレジットカードが財布の中にないのに気がついた。店員の前であせって探したのだが、財布の中はレシートや領収書でいっぱいになっており、簡単にみつからない。

結局カードは家においてきたらしいということになって出直すことになったのだが、帰りの車の中で、夫は怒った。私のだらしなさに心底我慢ができなかったようだった。

こんな生活に、とにかく私は疲れきってしまった。ほとんど、家では口をきかなくなった。すべてに投げやりになっていった。もうこの世から消えてしまいたかった。

そのころ、TVの大学講座でアメリカのジェンダー史についての番組が放映されていた。私は食い入るようにそれを見た。「自分」、「家」、「家族」――改めて考えさせられることがいっぱいだった。

そして、私はこのとき決心した。もう自分以外のために生きるのはやめよう。

そんなとき、夫と些細なことから喧嘩して、夫から「出てゆけ、戻ってくるな」という言葉が出た。私はうれしかった。堂々と出てゆける。また新しく自分の人生をはじめられる。夫に感謝したい気持ちになった。私は次の日すぐ家を出て、それから一度も帰らなかった。

結婚という不自由

結婚している間、物事の決定権は最終的にはすべて夫にあった。例えば、

「経済的に余裕をもちたい」、「自分個人の活躍の場が欲しい」といった理由で、専業主婦を辞めて仕事を探そうと思った時期があった。しかし夫から勤めに出るために出された条件は、「家事をおろそかにしないこと」と「夫が帰宅している時間は必ず家にいること」だった。

この条件のもとで自分にあった職業を見つけるのは難しい。自分の意思で物事を決められないことを実感した。誰の相談もなく自分の意志で決められるのは、せいぜい晩御飯のおかずくらいだった。私は、専業主婦なのに家事が人並みにできないというコンプレックスのため、自分の意思を堂々と主張できなかったのである。

しかし、結婚して二年たったそのとき、私はもう「自分で何も決めることができない場所」では生活したくないと思った。

だから、私は離婚を決意した。

結婚というトラウマ

こうして夫のもとを出て実家に帰ったとき、思い切って両親に離婚したいと切り出した。怒られるのは覚悟の上だった。私の両親は、結婚してよき夫に恵まれれば女は幸せになると考えているようなところがあって、独身のころはいつも早く結婚するようにと私をせきたてていたからだ。

しかし予想に反して両親は、全面的に私の離婚に賛成してくれた。結婚してからというもの、理由をつけては実家に帰ってくる娘を見て、幸せな生活をしているわけではないということに気がついていたようだ。両親は何も言わずに、離婚のための協力は何でもしてくれると約束してくれた。私は離婚して再就職が決まるまで、実家に娘と二人で住まわせてもらうことになる。

私の気持ちとは裏腹に、その後の離婚手続きはスムーズには運ばなかった。夫が離婚を拒んだのだ。社会的な体面を気にしていたのかもしれない。夫が離婚に同調してくれそうもないので、私は家裁に離婚調停の申し立てをした。当初はそれでも離婚を拒んだ夫だったが、私の意思が固いのを知り、離婚に同意した。ただし、調停は一度取り下げて協議離婚という形を取りたいという。私はそれを受け入れ、協議離婚をした。夫のもとを出てちょうど八ヶ月目のことだった。

夫はそれから、私と娘が生活に困らないように金銭的な面で十分な配慮をする、と約束してくれた。現在まで、それは守られている。

私の離婚に関しては、いまだに、私のわがままだとか、夫の世話は妻の義務なのだという指摘を受ける。しかし、自分の意思を主張できない環境、自分の意思で決断できない環境で生活していくことが私にはできなかったのだ。

5

ADHDとの出会い、そして、自助団体の設立

私を救った「ADHD」という診断

こうして私は結婚に破れ、故郷に帰り、どうにか仕事を見つけて親元を出た。

娘と二人暮らし。ダメＯＬ→ダメ主婦を経て、シングルマザーになったのだった。

そして本書冒頭に書いたとおり、この時期精神的にかなり落ち込み、精神科に通っていた。それだけではない。なんとかして「世界」と「自分」の意味を探そうと、ありとあらゆる「自家療法」をしてみた。瞑想、気功、断食、菜食、ホメオパシー。書物はいったい、何冊読んだだろうか。

その中で、私の運命を変えた本『片づけられない女たち』に出会ったのである。

こうして二〇〇〇年六月、『片づけられない女たち』を読んで心療内科に駆け込んだ私は、ＡＤＨＤという診断を受けた。注意欠陥多動性障害。

このとき、私の抱えてきた悩みはすべて氷解した。自分がなぜ色々なことができなかったか、そのせいで苦しんできたか——その理由がはっきり分かったからだった。

長年悩み続けた私の性質は、私個人のせいでも心のせいでもなかった。神経化学的な障害で、脳の情報伝達システムが安定していない——ＡＤＨＤというれっきとした先天性の機能障害だったのだ。

混乱しやすく疲れやすく、その結果モノも散らかりなくなってしまう。だらしがなくて、ぐうたらなのに落ち着きなくてそそっかしい。一度に沢山のことに手を出してどれも完成しない。そのすべては、脳の中でやりとりしている情報物質がうまく働いていないためだったらしい。脳のシステムが安定していないので、頭の情報のフィルターが開きっぱなしで、いつも混乱していたのだ。

理由さえ分かれば、あとは、原因にあった対処法を考え実行してゆけばよい。もう以前のような無駄な努力に時間とエネルギーを浪費することはない。

私の鬱はこの時点で一気に吹き飛んでいった。

安心したからである。自分が何者か分かったからである。私は「だらしがない怠け者」ではなかった。「生まれつき得意なことと苦手なことの差が大きい人間」だったのだ。

どう対処しよう?

では、成人のADHDについてどんな対処をしていったらいいのだろうか? 私はそれを考えた。

診断を受け、状態を良くするための薬は処方されたが、それは一時的に頭を整理させるだけのためのもので、根本的解決にはまったくならない。

一日も早く「片づけられない」、「先延ばし」、「衝動買い」といった具体的な悩みを克服したくて、私は真っ先に国内での自助グループや同じ障害をもつ当事者達を探した。私が読んだ本には、当事者同士の交流は何よりも生活を向上させると書いてあったからだ。

しかし日本で大人専門の自助グループはみつからなかった。あるのは、子どものものばかり。社会人として、実際仕事と家庭をもっている身としては、子ども向けの情報はほとんど役に立たない。国内での成人ＡＤＨＤを取り巻く状況は、まだまったく何もない原野だということにすぐに気がついた。

そこで私はすぐに、自分の手でホームページを開設することを思い立った。日本にはまだ何もない。そういう状況ならば、自分で作ってしまえ。海外ではＡＤＨＤ当事者によるサイトが山ほどある。

ならば私も、サイトを作って自分で当事者達と接触を計ればいいのである。方向が見えてしまえば、後は、転換の早さが自慢のＡＤＨＤである。

私は一夜で「ＡＤＤ／ＡＤＨＤな大人のためのページ」というサイトを開設した。あえて、「大人のため」と限定したのは、子どもに関しては多くのサイトがあり、支援団体もあるからだった。だからこそ、皆無と言ってよい「大人」に関してのスペースが欲しいと思ったからだった。

私が見た海外サイト

http://www.sarisolden.com
「片づけられない女たち」のサリ・ソルデン先生が主宰するホームページ。
　一番先に調べてみた。ＢＢＳやチャットがあり、やはり参加者は女性が中心のようである。話題は薬から恋愛・結婚、学業まで幅が広い。

http://www.chadd.org/
CHADD
　もとは子どもの団体であったようだが、今は大人も含めており会員制をとってセミナーや講演会カウンセリング等実際的な活動が充実している。親子で参加している人が多いようだった。

ＡＤＨＤ思いのＨＰを

「ＡＤＤ／ＡＤＨＤな大人のためのページ」は掲示板とチャット中心の参加者主体型サイトという形に作り上げることにした。バーチャルな空間ではあるが、実際の当事者たちとの接触が持てる場を作りたかった。

ところで、このサイト作りにあたり、私は集まる人々にＡＤＨＤの傾向があるということをはじめて考慮に入れて取り組んだ。

制作するにあたり、まず最初に気をつけようと思ったのが、「重いページにしないように」ということである。

ＡＤＨＤの人々は待つのが苦手である。

ＡＤＨＤの人々は行列のできるラーメン屋に行くこともないだろうし、テレビを見ていてもＣＭの間じゅうリモコンをチャカチャカいじっている。

ＡＤＨＤの人々は非常にせっかちである。当然ページの開示が遅い重いページは、サッサと飛ばして見ないに決まっている。

だから、軽いページ作りを目指すことにした。

軽いページを作るためには画像を使用しないに限る。これが一番だ。そこでサイトでは、できるだけ画像を使わないようにした。また今人気のHP制作ソフトなどは使わないで、ソースを手書きで起こしたほうがよいことにも気づいた。

エディタを使ってできるだけシンプルにHTMLを書いてゆけばいいのだが、私の場合、ここで壁に付き当たった。いちいちHTMLを書いてゆくのが非常にめんどくさいのである。タグもあまり覚えていないので、いちいちリファレンスを読まなくてはならず、一ページの半分もできないうちにイヤになった。

当時インターネット歴約七年、過去に何度もHP作りを思い立ったが、いつもこのタグの入力でイヤになってやめたことがある。

「今までできなかったものが、これからできるわけがない」

「ＡＤＨＤな自分」を理解し始めていた私は、計画が未完成に終わることだけは避けたかった。多少は余計なタグが増えるかもしれないが、仕方なくＨＰ制作ソフトを利用することにした。

やっぱり仲間は多かった

それからサイト上で使うハンドルネーム（ＨＮ）を決めた。「Azure」である。

このハンドルネームの由来をよく人から訊ねられるのだが、たいそうな由来などはまったくない。ただ、本名で開設するのも抵抗があったので、何か良いＨＮはないかと電子手帳のＡ欄から順に見ていたら、「Azure、空色・青空」というのがあった。青は好きな色だし爽やかで気持ちいいかも、というだけの安易な気持ちで決めた。正式な発音では「アズール」というのだろうが、みなさんは「アズレ」、もしくは「アズ」さんと呼んでくれている。そして後から知ったのだが「希望を象徴する」という意味もあるらしく今では大変気に入っている。

サイトを作って二週間後に、ＹＡＨＯＯ！に登録された。そしてその日から突然多くの人が集まりだした。

『片づけられない女たち』を読んで、私と同じ悩みを抱え、仲間を探していた大人達は、やはりたくさんいたのだった。アクセスカウンターは一日で五百を超え、掲示板には次々と当事者達の生の声が集まり始めた。

「部屋の中がぐちゃぐちゃ」
「金銭管理ができない」
「仕事がつづかない」……

私が長年悩んできたこととまるで同じである。私のような人間はやはり一人ではなかったのだ。

お医者様がいない！

ＡＤＨＤ特有の悩みが続々とサイトに集まる一方、予想しなかった大きな現実を知る。それは、「診断してくれる医師がいない」ということだ。

ＡＤＨＤの診断は、精神科や心療内科の領域になる。日本では子どものＡＤＨＤに関しては医療機関も相談機関も一応存在するが、大人に関しては、非常に少なかった。それどころか大人のＡＤＨＤに対して否定的なドクターが多く、『片づけられない女たち』を読んで、悩み解決のための糸口が見えても、はじめから病院で「大人にはＡＤＨＤはありません」と門前払いされてしまうのだ。

私の場合は、幸運にも初めに診察を受けたドクターがADHDに関する経験をもった優秀なドクターだったので、すぐに対処してくださったのだが、サイトに集まる多くの当事者は、ドクター探しに躍起になっていて、くたくたになっている人たちが多かった。

そんな悩みを持ちながらも、みんな現状を良くしようという気持ちがいっぱいで、掲示板やチャットを通して、問題解決のために、いろいろな話をした。

出会い、出会い、出会い……

そして、当事者同士のオフ会を、三ヵ月後の十一月にはじめて札幌でおこなうことにした。そのときの参加者は、道外からも含めて二十名にものぼった。はじめて会うADHD当事者同士。みな自分と同じウッカリ者のチョロ助さん。はじめての者同士とは思えない連帯感で、夜明けまで自分のことをそれぞれ語り続けた。

やがてＡＤＨＤをもつ当事者以外の方々とも、サイトを通して出会いがあるようになってきた。

その中でもとくに嬉しかったのは、ドクターたちの参加である。成人ＡＤＨＤの専門医たちが私のサイトに関心をもって、訪れてくださるようになり始めたのである。こうして、専門のドクターたちから励ましや医療面での助言などをいただけるようになった。

ＮＰＯ自助団体設立へ

そして、ちょうどこのころのことである。

当時私が勤めていた会社で顧問をしていた男性に、何気なく自分のＡＤＨＤとサイトの話をした。すると、もうそれは個人レベルで活動する状況ではない、広く社会にADHDを認知させて、当事者が生きやすい世の中にしていかなくてはいけないという意見をもらったのである。

そのためには、非営利団体NPO法人格を取り活動していったほうがいいのではないか、と勧められた。そしてなんと、その手伝いを全面的にしてくれるということも申し出てくれた。

この男性が、現在「NPO法人　大人のADD／ADHDの会」（通称SOAA）の専務理事である通称「パパ」である。

こういう事情で「パパ」はSOAAの運営全般に携わってくれはじめたのだが、この「パパ」も典型的ADHDのお仲間である。喜怒哀楽がはっきりしていて納得いかないことに対しては、相手構わず罵声（?）を浴びせることは日常茶飯事。でも、飼い猫が死んだりしたときには、一週間泣き通す。感情部分が非常に分かりやすく、また待つことが何よりも苦手なせっかちな人である。でも、今年還暦を迎えるとは思えないくらい常に斬新なアイデアに満ち溢れ、他人がまだ始めたことがない事業ばかりを長年手がけてきている。三〇代の頃には当時日本でも珍しかったシンクタンクを開業して成功させたらしい。ひらめきと行動力は誰もかなわない。

ＳＯＡＡの経理事務はこの「パパ」の奥様である通称「ママ」が一手に引き受けている。「ママ」は、ＳＯＡＡ唯一の非ＡＤＨＤ者である。とかく突飛なことになりがちなＡＤＨＤの言動を、一人冷静に軌道修正してくれる。本業は一級建築士なのだが、今は本業以上にＡＤＨＤのサポート活動で忙しくしている。ＡＤＨＤのサポート役は長年の「パパ」の経験から非常に手馴れたものである。

「ＮＰＯ法人大人のＡＤＤ／ＡＤＨＤの会」設立には、この二人が大きく手を貸してくれた。事業展開など運営方面には、「パパ」長年の組織作りの経験を生かし、また、ＡＤＨＤをもつ人々がもっとも苦手とする事務・雑務作業は、「ママ」が全面的に処理してくれた。

それぞれの得意分野を分担してこそ、ＮＰＯ法人の設立が可能となった。

私一人では絶対に設立できなかったと思っている。

支援してくれた人々

この「パパ」以外の多くの当事者達からも、当事者主体の支援団体を望む声は多かった。経済的な見通しなど、前途は多難だったが、こうした声に応え、私たちはNPO法人を設立して、成人ADHDの社会的認知と支援のために活動をはじめることを決めた。

まずは、NPO法人を設立するにあたって、準備事務局を開設した。法人設立に必要な事務処理等はすべて「パパ」と「ママ」がおこなってくれたのだが、認可開設までの諸活動にはやはりお金が必要だった。けれども私には貯金がない。そこで、サイトの訪問者に「応援資金」を一口千円でお願いした。

サイトを訪問してくれる人は大変多いが、実際どれくらいの人が直接協力してくれるか私は非常に不安だった。支援団体設立に対する意欲はおおいにあったのだが、まだ本当に当事者たちが団体を必要にしているのか自信がなかったのだ。しかしその不安はすぐに解消された。五十六人から計四十八万八千円もの応援資金があつまったのだ。しかも当事者たちだけではなくドクターを含む医療関係者たちからも応援資金が集まった。これほど心強いことはなかった。

このお金を元手に法人の準備をしたのだが、結局十万円以上の赤字になってしまった。しかしもしこれらの応援資金がなかったらどうなったことだろう？　法人の設立自体が不可能だったかもしれない。だからこそ応援してくださったみなさんに、本当に感謝している。

両親がやっと理解してくれた

ＡＤＨＤと診断されたとき、私はすぐに両親に報告した。仕事も結婚も長続きせず荒れ果てた部屋に住む私を見て両親は、毎日のように小言を言っていた。だから、なぜこの娘が「おかしい」のか理由が分かったとき私は、いち早く親に報告して理解してもらいたいと思った。

状況を見ながらじょじょに、ということができない私は、診断後すぐ実家に行きせきを切ったように説明した。しかし両親は取り当ってくれなかった。大人になった娘がいきなりやってきて、自分には「障害」があると言う。分かってもらえるほうがおかしかったかもしれない。

特にＡＤＨＤの傾向がまるでない父はほとんど理解できなかったらしく「努力を回避しようと甘えている」、「だらしがないことに対するいい訳だ」と激怒した。そして今後二度とＡＤＨＤの話はしてはいけないと言われた。

しかし私は落胆しなかった。自分にＡＤＨＤがあると分かっただけで心に余裕が生まれ、少々のことでは落ち込まないようになったのだ。

ただそれから、ＡＤＨＤの話は相手を見ながら気をつけてするようになった。

依然としてＡＤＨＤに対して否定的だった両親に、「パパ」と「ママ」が会ってくれることになった。そしてＡＤＨＤを取り巻く現状を説明してくれたとき、初めて父もＡＤＨＤについて理解し始めてくれた。

その後サイトを見てくれた両親は、私以外にも大勢同じような悩みを抱えた人々がいることを知り、私がこれからやろうとしていることの意義を認めてくれた。そして全面的に応援してくれると約束してくれたのだ。

両親の協力で最大のものは、私の子どもの面倒を見てくれることだろう。日中は保育園に通っているからいいものの、土日、夜間にも仕事をすることが多い。保育園の送り迎えから毎日の食事の世話や身支度まで、ほとんど両親がしてくれた。もし私一人で子どもの世話までしなくてはならないのだったら、絶対にＮＰＯは成立しなかったと思う。

そのうえ父は、開設時当面の運転資金として、そっと二百万円を貸してくれた。このおかげで、設立のための準備もしやすくなった。

事務所探し

設立にはまず事務所が必要である。そこで事務所の物件を探すことにした。

「パパ」と「ママ」と三人で物件を探しに行った初日のことである。偶然あるビルの前を通りかかった。その前で「パパ」は懐かしそうに説明してくれた。そのビルは十数年前、パパが仕事部屋として借りていたビルだったという。

当事パパは北海道の斜陽しかけた企業の再建に関する仕事を中心にしていたらしいのだが、このビルにいたときは仕事が非常に上手くいっていっていたらしい。私たち三人は当時パパの事務所があった部屋をのぞきにいくことにした。

事務所があったという部屋は七階だった。そしてその部屋は現在空き室だった。三人とも無言だったが、同じことを考えていたようだ。私たちはすぐに管理人室に行ってその部屋を借りるための条件を聞いてみた。新しいとはいえないそのビルの家賃は、相場よりも若干安かった。十分予算内である。おまけにビルの名前は「海洋ビル」。海洋はAzure色。こうして物件は初日一番初めに見たビルで決まった。

会を運営してゆくためには、医療の専門家からの助言も必要である。

そこで、この領域では最先端を行く福島県立医科大学神経精神医学講座の丹羽真一教授にお目にかかり、会の運営に必要な医学的なサポートをお願いした。教授は快く引き受けてくださり、顧問のドクターとして日本ではじめて成人ＡＤＨＤに関する学位論文を書いた岡野高明先生を紹介してくださった。

ところで、この岡野先生もとてもユニークな方だった。早稲田の法学部を卒業した後、商社マンやバーテン、塾の講師を経て、再受験でドクターになったという。一か所にじっとしていられないというところなどは、いかにもＡＤＨＤらしい特徴をもったドクターである。

こうして、ＮＰＯ法人「大人のＡＤＤ／ＡＤＨＤの会」が設立されたのが二〇〇一年七月。通称ＳＯＡＡ・ソア（Society of Adult ADHD）と名付けてくださったのは、顧問ドクターである岡野先生である。

ＡＤＨＤという障害をもつ私だが、多くの人たちからの支援を受けて、日本ではじめての支援団体を設立させることができた。同じ障害をもつ人々と手を取り合って障害に立ち向かうための支援団体が、なんとか船出したのである。

6

「片づけられない仲間たち」との日々

幼いころから「だらしがない」自分の性格をもてあまし、仕事も結婚もうまくいかなかった私が、なんとかＮＰＯ法人設立までこぎつけた。ここでは、ＳＯＡＡを通じて出会った「片づけられない仲間たち」について触れたい。なぜ毎月赤字を出してまでＳＯＡＡを続けていきたいのか、皆で何を目指しているかを書いておきたい。

ＳＯＡＡ会員のユニークな面々

ＳＯＡＡ会員には多くの主婦がいる。年齢は、二十代から五十代までにわたる。専業主婦もいれば、仕事を持った主婦もいる。そしてシングルマザーも珍しくない。

ＳＯＡＡの主婦達は、皆ほとんどが、「片づけられない」という問題を抱えている。そして、家事が苦手なばかりに、家庭で、夫や子ども達の前で堂々と振舞えずに、いつも肩身狭く過ごしている。

しかし、そんな状況を乗り越え、本来の自分を取り戻し、毎日生き生きと暮らしている主婦もいる。

何人か、例を挙げてみよう。

専業主婦のSさんは、多動の少ないおっとりしたADHD（ADD）で、片づけが何より苦手。小さな子どもの世話と家事で毎日圧倒されがちなのだが、実は、語学に関して特異な才能をもっている。

文字を写真として捉える能力があり、何年も昔に見た文字でもいつでも鮮明に、写真を見るように思いうかべることができる。英語はもちろん、スペイン語にドイツ語は自由自在、その他数ヶ国語に長けている。

ＳＯＡＡに来た当時は、夫との関係で悩み、鬱で通院していたのだが、今は活動の成果で少しずつ自信を回復し、語学の才能をいかして、スペイン語の講師と翻訳のアルバイトをはじめた。

Ｐさんも主婦である。Ｐさんは、三歳と六歳の二人の子どもをもつお母さんなのだが、他のＡＤＨＤの主婦と同様、片づけが苦手なために夫婦関係が悪くなり、今年正式に離婚した。しかし、数年前に自分自身のＡＤＨＤに気がつき、得意分野を伸ばす努力をした。自立して仕事ができるように独学でパソコンを勉強し、今は立派なパソコン教室の経営者である。

アート方面で才能を発揮している会員もいる。前衛舞踏家のＭさんである。Ｍさんも、数年前まで家事ができない専業主婦として激しい鬱に悩まされてきていたのだが、離婚後、ひょんなことからまったく経験のなかった前衛舞踏の道を歩み始め、数年で海外公演をもこなすくらいのプロの舞踏家になった。もちろん、自分に向いた道を見つけたＭさんにはもう鬱のかけらもない。

会員はもちろん、女性ばかりではない。

Zさんは、小児科研修医一年目である。ADHDの不注意傾向により、うっかりミスが多く、ベテランナース達から随分辛いことを言われ続けてきたらしい。だが、子どもの心をつかむことに非常に長けている。誰にも心を開かない虐待されてきた子ども達や、学校や周囲で理解されず傷ついてきた同じADHDの子ども達といとも簡単に仲良くなれる。最近はこの能力をナース達も認めざるを得なくなって、逆にうっかりミスをカバーしてくれる方向になってきているらしい。

Kさんは、今年三十五歳。第一種情報処理をもつSEである。機械とPCに関する知識と経験は小学生のころから優れ、ハード、ソフト面でほとんど分からないことはないプロ中のプロである。でも、Kさんは、大学どころか高校もでていない。学歴は正真正銘の中学卒である。にもかかわらず、有名大学で機械工学を勉強した人よりも知識と経験があるのだ。好きな分野に関してはずば抜けた集中力と才能を発揮できるＡＤＨＤの典型例だと言える。

こんな仲間たちと私は、ＡＤＨＤと共存する生活を少しでもよりよいものにするため、ＳＯＡＡで様々な活動を行っている。

みんなで非日常のひとときを楽しむ

先日初めて、ＳＯＡＡ主催でスキー温泉ツアーを行なった。日ごろ職場や学校でつい自分を押し込めがちになりストレスをためやすいＡＤＨＤの人々の息抜き・休息の場として企画したのだが、全国から二十名もの参加者が集まり、非日常の空間を楽しんだ。団体旅行が苦手なことの多いＡＤＨＤは、一般のツアーだと時間が守れなかったり勝手なことをしがちだったりと団体から浮き上がりがちになるのだが、今回は全員がＡＤＨＤなので、特別目立つことをする人もいない。時間を守れないことを想定して予め集合時間は早めに設定しているし、メンドクサイきまりはつくらない。あくまでもＡＤＨＤのペースで行程が設定されているのでトラブルもほとんどない。

とにかく、参加者全員がＡＤＨＤ。お互いが不器用で「へこみやすい」者ばかりということが分かっているので、初対面の者同士が何の違和感もなくすぐに打ち解け、旧知の仲のように、一泊旅行を楽しんだ。

こういう場で私たちは「自分だけではない」という安心感を得て、英気を養い再び明日から社会で過ごせるようになるのだ。

サロン

毎週金曜日は、札幌ＳＯＡＡ事務局にあるＳＯＡＡカウンセリンググループの開放日だ。このカウンセリンググループ、ふだんはＳＯＡＡに個人訪問してくれるＡＤＨＤの方とお話をするための場所で、十畳くらいの部屋にカーペットをひきソファーを置いている。ただ、毎週金曜日だけは、一般ＡＤＨＤすべての方のために使っていただいている。ＡＤＨＤ当事者であれば誰でも、好きな時間に来ていただいて、お茶やコーヒーを飲みながら自由に過ごしてもらう。

金曜日になるとこの部屋に、たくさんのＡＤＨＤ当事者たちが来る。年齢も職業もさまざま。日中は主婦や無職の人、夕方からは勤め帰りの人たちが中心に集まっている。ただ一つの共通点は、全員ＡＤＨＤ傾向があると自覚しているということだ。

この部屋でソファーに腰かけ、当事者同士ゆっくりと好きな話をしてもらう。ＡＤＨＤの話でなくてもかまわない。趣味や日々の暮らしのことなど、雑談しながら過ごしてもらう。話をしたくなければそれでも構わない。人の話を聞くだけでも許される。

ふだん家庭や職場で、ＡＤＨＤであるばかりに周囲に適合できずに緊張し苦しんでいる人たちも、このサロンの中では素に戻ってくつろいでもらえる。集まる人全員がＡＤＨＤ傾向の持ち主なので、何も気取る必要がない。そして、気持ちを取り直してもらう。好きな時間に来て好きな時間に帰る、何も拘束されないし制約もない空間。辛いことがあったときや、行き詰ったときなどには、ＳＯＡＡのサロンに行けば必ず仲間がいて受けいれてもらえる。毎週通わなくてもそのような場所があるというだけで、安心感を保ってもらえるようだ。

ＳＯＡＡの集い

ツアーと同じ目的で開いているのがこのＳＯＡＡの集いである。ただこちらは、旅行ではなく、食事会や飲み会である。会社帰りに居酒屋へ立ち寄ってもらい、楽しく硬い話しぬきにＡＤＨＤ傾向をもつ者同士語らってもらう。つい居心地がいいので深夜まで居座ってしまうことが多い。また専業主婦の方は、昼間レストランでランチをとりながら、家事や子育てから一時休養してもらうことにしている。

ドクターセミナー

専門医に医学的な講義をしていただくセミナーも開いている。講師として全国でも数の少ないＡＤＨＤ専門医を招く。最前線の治療法や数多くの臨床例をあげていただき、最後の質疑応答では熱のこもった会話が飛び交う。

ドクターカウンセリングの実施

ＡＤＨＤ専門医が精神分析的技法を用いた面接を行って、主に日常生活での具体的問題、悩みについての解決の方向性を見つけ出す援助をするドクターカウンセリングも行っている。

リラックスした状況でカウンセリングを受けることができるように、医療機関ではなく一般のカウンセリングルームなどを利用している。

今後どこで継続治療を受けることが適切か、どのようなことに気をつけていけばいいのかなど、治療に関する実践的な相談を受けつけている。

生活向上プログラム

家事や身だしなみが苦手な女性のための講習会も開いている。ADHDの女性でも気軽に取り組めるような「片づけ方法」をはじめ、衣食住にかかわる具体的な解決法を説明する。また、化粧や服装を選ぶのが苦手な人のためにメイク方法などの指導もある。めんどくさがり屋のADHDの人々でもできる三十秒でできるメイク方法を、モデルを使って実演したりする。

個人面談

私を個人的に訪ねてくれる会員さんたちも多い。ミーティングなどでは言い出しにくい個人的な相談をしにくるのだ。内容は多岐にわたっているが、みなに共通していえることは、「自分が周囲と違い変わっている、受けいれられない」ということだろう。

だが、私もまたＡＤＨＤと共存しながら暮らしている。そうした本人に直接会って話をすると、自分と同じような人間は他にもいるということが肌身に感じられるようで、安心した顔で帰っていかれる。私は相談に対して、特別な話ができるわけではない。私を通して他にもＡＤＨＤをもつ人間がいることを知ってもらえれば幸いである。

ピアサポートミーティング

これは、当事者同士がそれぞれの問題や解決策を話し合い、日々の生活向上に役立てようという目的で開くミーティングで、定期的に開催している。

サリ・ソルデン先生が『片づけられない女たち』に書いているように、「大人のＡＤＨＤ」の人々にとって、仲間の存在に気がつき、仲間と経験を共有することが、何よりもすばらしい体験となる。本書第二部の「ＡＤＨＤサバイバル・ガイド」にそこでみなで分かち合った「サバイバル方法」が書いてある。ＡＤＨＤをだらしない生活のいいわけにつかわず、まともな社会人になるためのサバイバル方法である。

ミーティングではその都度テーマを決めて話しあうことが多い。

テーマは「片づけられない」、「人間関係」、「仕事」等、どれも直接毎日の生活にかかわることばかりである。

参加人数はだいたいいつも最大三十名くらい。多すぎても話し合いにならないので、これくらいを目安としている。緊張していては本音の部分が見えにくいので、ジュースやお菓子を食べながら、車座になって行なう。そしてあくまでも雑談風に、かしこまらないでいつもの口調で話し合う。

また、ミーティングは、「多動の強い人」、「多動はそれほどでもない人」に分けて行っている。

みんなが雑多に話をはじめた場合どうしても「多動の強い人」中心の話し合いになりがちなのであえて両者を分けるようにしたのだ。

そうすると、ふだんは控えめな「多動はそれほどでもない人」でも、自分のペースで話がしやすくなるようである。といっても……自分で「多動はないです」と思っているだけで、実際はハイパーな人って多いのだが。

チャット

インターネットにアクセスしている者同士が、画面上で文字を使ってリアルタイムに会話をするチャットもさかんである。

このチャットでは複数の参加者が同時に会話することが可能で、一人の発言は全員にモニタされる。それぞれ遠距離に住んでいても、あたかも同じ部屋にいるように会話をたのしむことができるのだ。また、忙しくて外出できない人や、対人関係に緊張しやすい人でも気軽に当事者との交流を図ることができるというメリットは、ＡＤＨＤの人々にとってかなり魅力的だ。ＳＯＡＡではふだんミーティングに参加できない人のために、このチャットを使ってのミーティングも開催している。

ＢＢＳ

ＳＯＡＡサイト上では、チャットと同様に掲示板（ＢＢＳ）も設置している。話題別に四つの広場（ＢＢＳ）が用意されているのだが、ここでは、一八歳以上のＡＤＤ／ＡＤＨＤ族とその身内の方々が対象の「メイン」と呼ばれるスペースについて説明しよう。

ここはＡＤＤ／ＡＤＨＤに関する悩み相談、情報交換の場で、ＡＤＨＤについての疑問や意見などを自由に投稿し、投稿した人に返事を書くことができるスペースになっている。もちろんＡＤＨＤだという診断をまだ受けていない方も参加することができる。チャットのような即時性はないが、一つの投稿についてじっくりレスポンスを考えることができたり、過去のログを参考にすることができたりと、チャットとはまたひと味違った魅力がある。

ＳＯＡＡサイトにはＡＤＨＤ当事者からの投稿が三万件近くあり、ＡＤＨＤの巨大なデータベースが蓄積されていると言っていい。過去ログをたどっていけば、たいていの場合自分と同じ問題を持った人の投稿があり、参考になることも多いだろう。また、質問に対しては専門のドクターから回答がもらえる場合もある。

現在では一日のアクセス数が一〇〇〇件を越えるＢＢＳとなっている。

機関誌の発行

ＳＯＡＡではまた、活動状況や当事者の声、そしてドクター・医療機関からの投稿を掲載している機関誌を発行している。ネットを利用していない会員のために、ＳＯＡＡサイトでの情報も盛り込んだものとなっている。

テレビ取材

大人のＡＤＨＤについて、たくさんのメディアから取材を受けるようになった。

ＡＤＨＤの代表的な症状のひとつである「片づけられない」ありさまが、一般視聴者にとって興味をひく話題らしく「ゴミ部屋」、「ゴミ女」といったキャッチフレーズで番組を放映すると高視聴率を上げられるようだ。

そのため、「片づけられない女」の番組を作りたいので協力して欲しいという依頼が制作会社からひんぱんにくるようになった。

「片づけられない」症状は紛れもなくＡＤＨＤの代表的な症状の一つなので、それについて取り上げられるのは構わない。だが、興味本位にそれだけで終わりがちな番組が、正直言ってこれまでは多かった。しかし最近は熱意あるディレクターから、片づけられない原因とそれに苦しむ者たちの実態、そしてＡＤＨＤに対する周囲の理解を促進するような番組を作りたい、と企画が持ち上がることも増えてきた。こういう番組は、ＡＤＨＤの社会認知に大きく役立つことになるので、私も制作会社のスタッフと何度も打ち合わせをした上で協力する。そして会員の方達に取材協力をお願いしたりもする。

会員の方達のほとんどは、家庭や職場で自らのＡＤＨＤを隠して過ごしている。テレビを通して自分のＡＤＨＤが周囲にばれたら大変なことになる。でも、社会にすこしでも理解してもらいたいと願い、協力してくれる。

自らの片づけられない部屋を撮影させてくれた会員もいるし、日常生活の追跡取材を受けてくれた人もいる。おかげで、一方的だった「ゴミ部屋」的報道だけではなく、少しずつＡＤＨＤの実態に迫った番組が増えてきて一般の理解も得られるようになってきた。

実際、テレビを見た家族や雇用主が、今までは「ヘン」だと思って扱いに困っていた身内や従業員を理解し始めたという効果もある。また、原因がわからずダメ人間と自らを責め続けていた当事者たちが、続々ＳＯＡＡに集まり始めたりしている。これもＴＶ報道のおかげである。だから今後も制作会社やディレクターの姿勢を確かめながら、ＴＶ報道には協力してゆきたいと思う。

とは言っても苦しい運営状況

会の運営は会員の会費だけでまかなっている。当面の資金として親から二〇〇万円を借りることができたが、実際毎月かかる諸経費は五十万円にのぼる。一ヶ月の収入は三十万から三十五万円くらいで、毎月十五〜二十万円くらいの赤字が出つづけている。事務所の賃料を払うだけでもたいへんな思いをする。

今のところこの赤字分は、「パパ」と「ママ」の本業の仕事から補填してもらっている。だが、いつまでもこんな状況を続けるわけには行かない。難しいところである。

SOAAは当事者の会

SOAAが大きく他の団体と違うところは、あくまでもADHD本人達の会というところである。誰のためでもない、自分のために活動する会なのである。

またSOAAは十八歳以上の大人専門の会としている。社会人なら当然、すべての責任を自分で背負わなければいけない。ＳＯＡＡでも自分で自発的に問題意識をもち、それを解決してゆこうと考える当事者たちを支援したいと思っている。

そのためにもＳＯＡＡは、当事者達が具体的に望んでいることに対するサポート活動をしてゆくつもりである。

サポート活動

サポート活動は、ミーティングや講演だけに終わらない。個人からの具体的な要望に対してもできるだけ対応したいと思っている。

例えば、仕事を退職したくても残務整理がうまくいかなくて悩んでいる人には、その残務整理のお手伝いをする。自宅にお客様を呼ばなくてはいけないのに部屋が片づけられなくて困っている人には、お片づけの手伝いをＳＯＡＡから送る。個々の要望で、私たちが対応できそうなことには積極的にお手伝いするようにしている。そのためにも、多くの当事者の方々が何を望んでいるか、できるだけ直接聞きたいと思っている。

「パパ」の家

札幌に、ＡＤＨＤ当事者向けの宿泊施設を開設した。生活用品が揃ったマンションの一室で、パパが仕事部屋として利用していたところを提供してくれたのだ。旅行やＳＯＡＡ本部見学の際のホテル代わりに、理解のない配偶者や家族からのシェルターに、当事者企画のミーティングや講習等に、会員の意思で自由に使ってもらいたいと思ったものである。

就職の相談

ＴＶでＡＤＨＤが紹介された後、札幌のある経営者から従業員についての相談があった。その従業員は「忘れっぽく、物覚えが悪く、うっかりミスが多い」ためなかなか職場に適応できず、同僚の中でも浮いているし、何度注意しても同じ間違えをするので経営者としてもどう対処していいか悩んでいて、ＳＯＡＡに相談にこられた。そこで、ＡＤＨＤの特性を説明し、どう扱えばいいかをアドバイスし、直接従業員の方本人とも面接して仕事上での問題点などを話し合った。その結果、経営者は従業員の能力の伸ばし方を、また従業員は失敗しない仕事の仕方や自己管理の仕方を学び、今ではお互い非常に良い関係を保っている。また、ＡＤＨＤの特性を理解した経営者は、逆にこれから従業員をすべてＡＤＨＤにしたいとまでおっしゃっている。

「関東お手伝い組」

現在関東地区でもミーティング等を開くようになっている。そのための企画や開催業務に携わっているスタッフもいる。

ＳＯＡＡ開設当初から札幌以外の各地方でも活動をしてゆきたいという希望はあったのだが、資金とスタッフ不足から思うように進んでいかなかった。だがそんな中で、関東の有志会員数名から、直接自分たちのために自ら運営の手伝いをしたいとの申し出を受けた。

関東地区でのミーティングはすべて会員である関東お手伝い組が、テーマや内容を決めて行っている。自分達が直接活動に携わることが、ＡＤＨＤをもつ者が抱える問題点克服の学習になると考えているからだ。

開催にあたっては、ＡＤＨＤ特有の不注意によるミスや予期しなかったような出来事が次々と起こり、毎回にぎやかに始まり終わるのだが、それがまた参加者にとってもよい刺激になるようで、「関東お手伝い組」は薬を飲むよりも有効な企画をしていると言われている。

また回を重ねるごとにその有効性が確認されてきているチャットを利用してのミーティング（テーマチャット）も、会員の発案により始まったものである。当事者の会であるSOAAでは、会員の自主性を大切にしてゆきたいと思っている。

障害と個性

ADHDは先天性の機能障害である。しかし「多動・衝動・不注意」といった事柄は誰にでも大なり小なりあることであり、日常に支障が出ていなければ本人の「特徴」ですまされ問題にはされない。しかし各人が過ごしている社会の中の平均値からあきらかに外れている場合、その場所に適応できずに支障が生じてしまう。ときにはその支障が心の傷となって、鬱や精神障害など大きな二次障害につながってゆく。

しかし、自分の長所や弱点を知ることによって、あるいは上手に周囲のサポートを得ることによって、この障害はじゅうぶんに対処できる。社会適応が上手くいけば、ＡＤＨＤの特徴を才能として発揮できるのである。ようするにいかに「環境と周囲の人と自分」の折り合いをつけていくかということだろう。

だからＡＤＨＤは厳密に言えば、障害ではなく、個性としてとらえてゆくべきだ。しかし、そのためには社会のほうにもＡＤＨＤを正しく理解してもらわなくてはならない。社会的に広く認知されてこそ生きる個性なのだ。そのためにも、東京、大阪、福岡でのＳＯＡＡ支部設立を目指している。

そして社会で正しく認めてもらうことは、本人の努力を抜きに語れない。一方的な援助やサポートを求めるばかりではなく、自ら積極的に動き、地道な努力をしてゆかなくてはならない。ＡＤＨＤをもつからといって「甘え」てはいけないのだ。ＡＤＨＤの人々でも、一般の社会人にはかわりないのだ。

上手にサポートを受けて、自分にあったやり方で環境を整える「努力」をしてゆけば、ＡＤＨＤをもつ人々は、本来もっている能力を開花させることができる。そうすれば、サポートを受けていても、自分の能力を世の中に還元することができる。そうなってこそ、適材適所も可能になり、マイノリティでも堂々と暮らしやすい世の中になるのではないだろうか。

今後のＳＯＡＡ

成人ＡＤＨＤの社会認知と支援活動のためのＳＯＡＡであるが、もしその活動が本当に実を結んだならば、これはＡＤＨＤだけではなく、すべての少数派や女性、そして多種多様なタイプの人間が暮らしやすい世の中の実現につなげられるのではないかと考えている。

だから私は苦しくてもＳＯＡＡを続けてゆきたいのである。

会員にはいろいろなタイプのＡＤＨＤがいる。それぞれが持っている能力は多種多様である。ＳＯＡＡはいわば優秀な人材の宝庫なのである。この人材を生かして、今後は、企業への人材派遣などを行っていきたい。またＡＤＨＤの人々を講師にして、一般人向けの講習会などを開いてゆきたい。

「片づけられない」人たちのために、「片づけが得意な一般人」と連携してお掃除事業にも携わってゆきたい。これも適材適所の大きな一つだろう。「家事」、「仕事」、「人間関係」、「金銭管理」等、ＡＤＨＤが陥りやすい問題点を解決するための独自の講習会やセミナー、出版プロジェクトなどを考えていきたい。本書はその第一弾である。

現在ＡＤＨＤは全人口の五パーセント前後に及んでいるのではないかといわれている。全国にいるＡＤＨＤの大会を日本でも開くべき時が、そろそろ来ているのではないだろうか。その実現を目指し、広く社会一般の人びとにＡＤＨＤの存在を認めてもらえるように努めていきたいと思う。

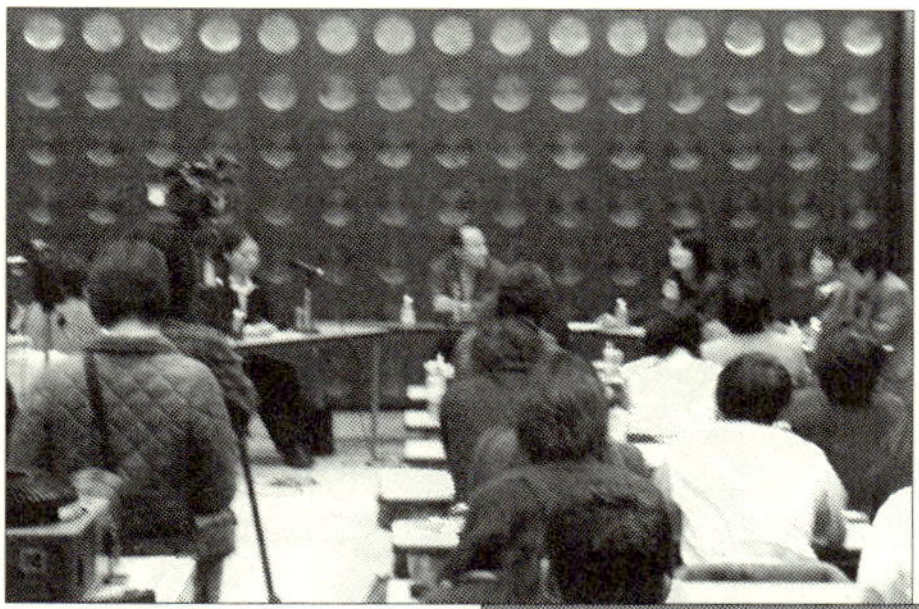

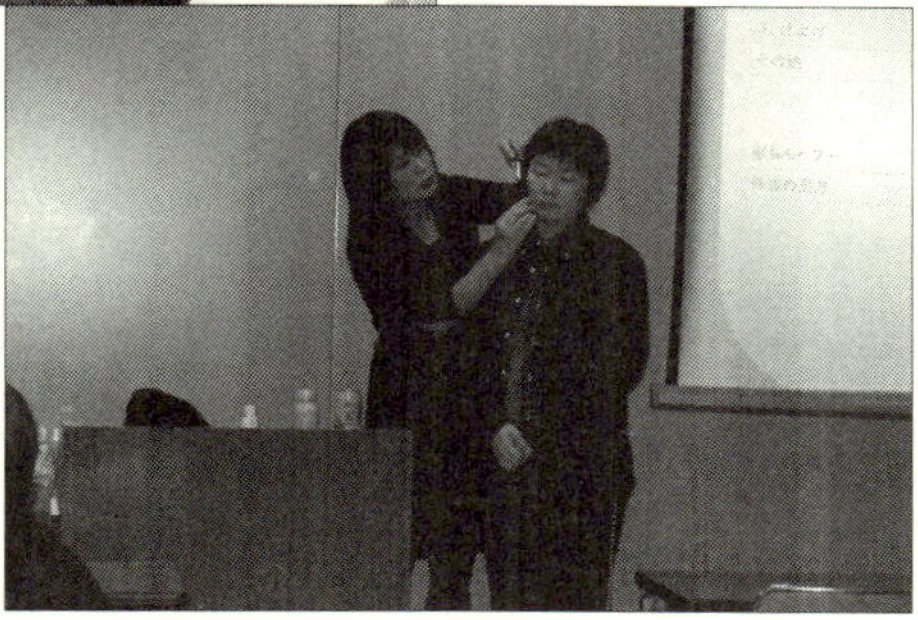

ＳＯＡＡセミナー風景

※ＮＰＯ法人　大人のＡＤＤ/ＡＤＨＤの会（ＳＯＡＡ）連絡先
札幌市中央区南1条西10丁目　第二海洋ビル７Ｆ
TEL/011-290-7170 FAX/011-290-6179
E-mail mail@adhd.jp
URL http://www.adhd.jp

コラム

★診断・未診断について

現在、わが国でＡＤＨＤの診断をすることができる専門医の数は非常に少ない。

長年抱え込んできた自分の問題が、生物学的な理由にあるということに気がついて、せっかく解決のための糸口が見え始めたところなのに、肝心の診断をしてくれる医師が見つからないばかりに、地団駄を踏んでいる人は数多くいる。

確かにＡＤＨＤの診断は医師にしかできないことである。

しかし、自分のＡＤＨＤ傾向から発生している問題を対処するための方法はいくらでもあるのだ。『「わかっているのにできない」脳』(花風社刊 ダニエル・エイメン博士著　ニキ・リンコ訳)を読んでもわかるように、医師にかかる前に生活の中でできる工夫はいくらでもある。

だから自分ができることから、一人ではじめてゆけばよいのである。

では、問題解決のために一人でもできることというのは何なのであろう。それを知るためには、まず、自分自身の「長所と弱点」をよく知る努力をしなくてはならない。自分の特徴を理解していなければ、対策も立てられない。

自分の過去を冷静に振り返り、失敗した出来事を検証しなおして、自分を整理してゆくのだ。

この作業は辛い感情をよみがえらせ、冷静でいられないかもしれない。

しかし、人生は自分で作っていくものだ。誰にも頼むことはできない。まだ眠っている自分の能力を生かしたいと考えるならば、強い意志をもって挑まなければならない。

これぱかりは医師にすべてを任せることはできない。自分で自覚しなくてはいけないことだ。診断・未診断にかかわらず、誰もが必ず通過しなくてはいけないことだ。

そして、自分の特徴にあった環境を作り上げていくのだ。

医師のところへ行けば薬が処方されるかもしれない。だがＡＤＨＤは先天性のものだから、薬によって一次的に状態がよくなっても、それですべてが解決されるわけではない。生活の基盤をＡＤＨＤに向いたものへ変えてしまわなければならないのである。

専門医が見つからないからといって、何もしないでジタバタ待っているだけでは、状況は変わらない。一分でも一秒でも早く、自分から動き出さなくては、困っていることは何も変わらないのである。一方的にすべてを医師に任せてはいけない。自分の問題は自分で解決してゆくのだ。私たちは子どもではないのだから。

ＡＤＨＤはできないことに対する言い訳ではない。ＡＤＨＤは自分自身を見直し正しく判断するための材料なのである。

だからＡＤＨＤと診断が下されなくても、日々の問題が解決されればそれで構わないはずである。専門医のところに何度も通ってＡＤＨＤという診断名をもらったとしても、ＡＤＨＤから発生している毎日の問題が解決されなければ意味がない。

逆に、ＡＤＨＤという診断を受けなくても、自分を困らせている問題がなくなれば、それがいちばん良いことなのではないだろうか。

ＳＯＡＡの基本理念は、「診断・未診断に関係なく、ＡＤＨＤ的な傾向がある人で、自分を今以上に向上させていきたいという自覚がある人のための支援をする」というものである。

ＡＤＨＤというキーを利用して、自分の特徴と問題点を自覚し、眠っている能力を開花させ、その自分の能力を世の中で生かしてゆくのだ。

だから大切なのは、ＡＤＨＤという診断名にあるのではなく、いかに自分を生きやすくしてあげ、自分自身の能力を引き出していくかということだと思っている。

第二部

ＡＤＨＤサバイバル・ガイド

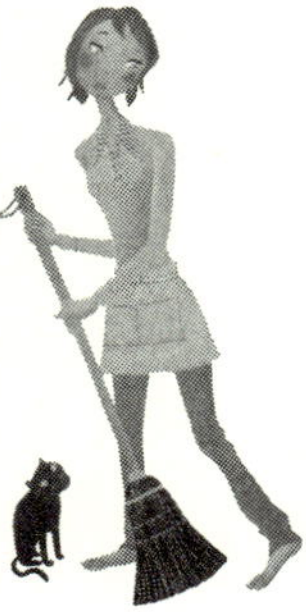

I　家事編

あきらめてはいけない、社会のなかでのサバイバル

できないことが多すぎて、一般社会の中で、はみ出したり、落ちこぼれたりしている私たち。ＡＤＨＤを言い訳にして苦手なことを放棄するのは簡単である。でも、私たちは、自分にあったやり方さえ見つけることができれば、ダメ人間から脱出することだってできるのだ。

私たちはただの怠け者ではない。その証拠にＡＤＨＤならではのテクニックを駆使して苦難を乗り越えることだってできる。

第二部ではＡＤＨＤと共存して生きていくためのサバイバル術を披露する。

ＡＤＨＤ傾向をもつ人々は、一般に家事が苦手である。なぜならＡＤＨＤの人々には、

・不器用
・整理整頓が苦手
・飽きやすい

・忘れっぽい
・気が散りやすい
・やることがのろい
・疲れやすい
・緊張しやすい
・一度にたくさんのことができない
・あわてやすい
・余裕がない
・先延ばし癖がある
・気が利かない
・世間の常識にうとい
という性質があるからである。

ＡＤＨＤの人々には、生まれつき苦手なものが多々ある。まずこれを自覚しよう。一生懸命時間をかけても人並みにできないことは、確実に存在する。まずは、「自分は家事が苦手」という現実を素直に受け入れて努力の方向をかえていく必要がある。

「普通の人と同じ方法、昔ながらの方法」に固執せずに、自分の特性にあった簡単で合理的な方法を見つけなくてはならない。

「今までできなかったことは、これからもできるはずがない」ということに早く気がついて、無駄な努力を止めなくては、いつまでたっても、毎日「今日もできなかった」の繰り返しで終わってしまう。

これから述べる方法は、一般的な常識から外れていたり、多少よぶんなお金がかかったりすることばかりである。でも、普通のやり方で長年上手くいかなかったなら、やり方を変えない限りいつまでたっても同じ結果しか呼ばない。

「家事（主婦業）」も立派な「労働（職業）」である。だから、他のビジネスと同様、設備投資は無駄使いではないし、工夫をしていかなくては進歩がないのである。

無駄な作業と時間を省くことができれば、ＡＤＨＤの人々の生活は楽になるし、ＡＤＨＤ当事者も周囲の人々も「幸せ」になることができる。

1　片づけ

ＡＤＨＤ傾向をもつ人々は「だらしがない」と言われる。だが正確に言えばそうではない。生まれつき片づけが下手なのである。その上、日々雑多なことで頭が混乱して圧倒され続けているので、身のまわりを整理するエネルギーまで残らないのである。でも、怠け者ではないのだから、ＡＤＨＤの人にもあった「疲れないテクニック」を使えば十分に問題は解決される。やり方次第で「片づけられない自分」から脱出できるのである。

◆片づけるための四つの秘訣

①不必要なものを捨てる
②分類をやめる
③何でも箱を設ける
④貴重品箱を設ける

1・不必要なものを捨てる

整理整頓が苦手なくせに、不必要なモノを捨てられずに家中モノであふれているという人がたくさんいる。でも、整理整頓ができないのなら、ある時点でいさぎよく不必要なものを処分しなくては、部屋はこれから先も片づかない。そこで処分するための考え方とテクニックを披露しよう。

◆「捨てるための考え方」をしっかりともつ

明確な判断基準をもって思いきった行動をすることが肝心である。

A.「とりあえず取っておく」は禁句

とりあえず＝先延ばし。その後は何もしないに決まっている。

B.捨てるか捨てないかは、即決する

今、決めてしまわなければ忘れてしまう。

C. 自分にとって便利なものかどうかを見極める

一般的に便利なモノといわれているものであっても、ADHDの人々にとってはかえって邪魔で不便なモノだったりする。

D. 一般の人々向けの収納法・整理法で解決しようとしない

一般人向けの収納や整理ができれば苦労していないのである。

E. 「捨てすぎ」を恐れない

使うものも捨ててしまうことがある。でも、捨てられないでいることのほうが弊害は多い。

ADHDの人々が片づけられない大きな原因の一つに「モノが捨てられない」ということがある。ADHDの人々の部屋はゴミ部屋というよりも、たくさんのモノであふれかえっていることがほとんどで、住人はモノの中に埋まって暮らしている。そのモノのほとんどがもう使わない不要なモノ。捨てたほうが良いとは分かっているのだが、捨てられずに困っているのだ。

でも実際は、毎日気持ちよく暮らすためにモノは捨てたほうがいい。「捨てるテクニック」さえ、身につければ、「片づけられない」問題はかなり解決される。

◆捨てるテクニック

A. 見ないで捨てる
見てしまったら惜しくなって捨てられない。

B. その場で捨てる
その場で捨てていかなくては、また山積みになってゆく。

C. 一定量を超えたら捨てる
使えるものでも、数がありすぎては邪魔になるだけ。

D. 一定期間を過ぎたら捨てる
使えるものでも一定期間使用しなかったら不要なものである。

E. 定期的に捨てる
生活予定に「捨てる日」を組み込み、捨てることを生活の一部にする。

F. 使い切らなくても捨てる
中身が残っていても使っていないのなら捨てる。

G.「捨てる基準」を決める
決まりを作れば捨てやすくなる。

以上はベストセラーになった『「捨てる!」技術』(辰巳渚著、宝島新書)を参考にし編み出した方法である。ただしどんな本を読んでも、ADHDの人々でも実行可能なアイデアに限定して実行した方がよい。

「いつか使うかもしれない」と思い取っておいたもので、本当に使ったものというのはどれくらいあるだろう。ほとんどゼロに近い状態ではないだろうか。

収納カウンセラーの飯田久恵さんが「捨てる辛さのたらいまわし」と言っている。「捨てることができない」というのもＡＤＨＤ特有の先延ばし症状の一つだと言えるだろう。

でも、モノを捨てていかなければ新しい生活は始まらないのだ。

また、「毎日個数を決めて必ずモノを捨てる」というのも捨てるためのテクニックである。「一日五個、何でもよいから必ず捨てる」とか、決めるのである。また「毎日十分間は捨てる時間」と「捨てるタイム」を設けるのもよい。

また、「不要でも捨ててはいけない基準」というのを逆につくると捨てやすくなる。例えば「記念になるもの、大切な人にゆかりのあるモノ、良い思い出があるモノ、無意味だけど好きなモノ」は捨てない、と決めるのである。ふだんは使わないものなのだから、これらは一つの大きな箱に入れてしまってしまう。

そして、「処分をどうしたらよいか迷ったもの」はすべて捨てる対象にする。

2・分類をやめる

片づけるためには「整理整頓」が必要である。

整理＝使いやすさを最優先に片づけること
整頓＝見た目に美しく片づけること

このうちＡＤＨＤの人々にとって苦手なのは「整理」である。だから「整理」を求めるのはやめる。そしてとにかく「見た目」だけを重視する。細部にこだわらず、今見えているところだけをきれいにする。

3・何でも箱をもうける

各部屋に「何でも箱」を数個用意しておく。この場合見た目がかわいいインテリアとしても見栄えがするものがよい（例えば雑貨屋などで売っているオシャレな籐の籠など）。そして散らかっているものは分類しないで、とにかく入れる。その箱にどんどん入れて片づけていく。そして部屋の隅に箱を置いておく。

この箱は玄関にも置くとよい。郵便物など部屋の中にもちこまず、その玄関の箱の中に入れるとなくなりにくい。

それから時間軸に応じて（最近のモノ、ちょっと前のモノ、古いモノなど）それぞれの箱にモノを入れるとよりよい。分類はできなくてもこれくらいなら可能だろうし、探し物をするとき見つけやすい。また、時間軸のほかに、「ちょっと大事なもの」、「ふつうのもの」、「どうでもよいもの」くらいに分けるとわかりやすい。

4・貴重品箱をもうける

保健証　印鑑　通帳　カード類……

失くしたら困るものはすべてこの箱に入れる習慣をつける。「カギと携帯電話専門BOX」もつくるとよい。

片づけさえままならないＡＤＨＤの人々にとって、掃除はつい二の次にしがちである が、ある程度片づけができるようになったらやはり掃除は必要である（衛生面を考えても）。だが片づけと同様掃除に関しても、一般的なやり方でやっているうちは、部屋を清潔に保てない。ここでもＡＤＨＤにとって特別なテクニックが必要なのだ。

それを挙げていこう。

①モップを利用する（従来の掃除機をやめる）
②洗剤不要スポンジを利用する
③道具は目に付くところに置いて気づいたらすぐ使う

1・モップを利用する　（従来の掃除機をやめる）

フロアモップ（商品名クイックルワイパー）を利用すれば掃除が手軽になる。大きな昔ながらの掃除機を使おうとするからつい面倒になるのであって、このような軽くて便利なものをできるだけ利用する。フロアモップで取りきれなかったゴミは、ハンディタイプの掃除機で吸い取ればいい。

昔ながらの掃除機はＡＤＨＤの人々にとって、非常にめんどくさいものである。重いし組み立ても面倒である。だから、ついつい掃除を怠けてしまう。それよりも、ハンディ式で、できたらコードレスの軽いタイプの掃除機にかえてしまってフロアモップと一緒に利用するといい。吸引力の強い立派な掃除機を持っていても使わなければ意味がない。それよりも、フロアモップでまめにゴミをとったほうが部屋は清潔である。拭き掃除には、雑巾モップの利用もよい。シートも使い捨てでウォッシュタイプの除菌ができるものもあるので雑巾も必要なくなる。

2・洗剤不要スポンジを利用する

シンクやお風呂、洗面所等には洗剤不要スポンジを小さく切っておいておく。このスポンジは洗剤をつけなくても細かい研磨の働きで水垢などが簡単にきれいに落ちる。

3・道具は目に付くところに置いて気づいたらすぐ使う

毎日時間を決めて掃除をするのではなく、気が向いたときにすぐ取りかかるようにしたほうがＡＤＨＤの人々には向いている。そのために、フロアモップを納戸にいれてしまったりしないで目に付きやすいところに立てかけておいたり、スポンジを水周りのそばにおいておいたりするとよい。

3 お風呂掃除

お風呂掃除もＡＤＨＤの人々にとっては苦手な作業だ。だからこそ、後回しにしないで、お風呂から上がるときに、裸のまま風呂の栓を抜いてすぐ洗うとよい。お風呂の水を後日洗濯に回したりしようとすると、逆にめんどうくさくなってお風呂掃除を後回しにしがちだし、何よりお風呂場にカビが生えやすくなるので逆に大変である。

「片づけ」や「掃除」に関してベストな方法

それはなんといっても、人に頼むことだ。週一回、月に一回、経済的に許す範囲でできるだけ第三者に肩代わりしてもらうことが一番良い。この方法に勝るものなし！

業者から派遣されてくるヘルパーはみなプロである。ビジネスとしてくるのだから、きっちりと完璧に仕上げてもらえる。こちら側はお金を払ってやってもらうのだから「恥ずかしい」と思うことはない。ただ、第三者に頼むときには、必ず自分の希望を予めきちんと伝えておく必要がある。「いつまでにどの程度片づけて欲しいか」を具体的に話してお互い確認しておく。そうでなければ「お金を払ってきてもらったのに全然片づかない」（かなり散らかっている場合はそれなりの時間がかかったりするものだ）などのトラブルのもとになったりするからだ。

また、捨てていいもの悪いものは、相手に任せないで必ず自分の目で確かめること。これもトラブル回避のための絶対条件だ。

そして、これら第三者に頼むときには、できるだけ定期的に頼むようにしたほうが良い。ＡＤＨＤの人々にとって、きれいになった状態を維持するのはかなり困難だ。一時的にきれいになってもまた、片づけに関する負担はやってくる。だから、もう自分ひとりで背負い込まないで、日時を決めて定期的にきてもらうようにするとよい。

4　洗濯・衣類収納

ＡＤＨＤの人はたいてい、洗濯物を洗濯機に入れるまでは難なくできる。でも洗ったものを干したりたたんだりという作業が苦手な場合が多い。それならば、洗濯物をたたんだりタンスに収納したりすることをやめるのも一つの方法だ。

1・洗濯

全自動洗濯機で洗う。これが一番。

2・干す

靴下、パンツ、タオル等の小さなものは衣類乾燥機で乾かす。柔軟剤を使わなくても柔らかに仕上がる。

その他のものはハンガーにかけたあと、キャスター付ブティックハンガーにつるし（ホームセンターなどで売っている）、そのままベランダや室内のジャマにならない場所に置いておく。つるすときには、スペースがあるのならできるだけ洗濯機のそばがよい。

3・収納

細かなものは箱に入れる。家族が多い場合は、家族の分だけ箱を用意する。キャスター付きブティックハンガーをそのまま、クローゼットや人のいない部屋におき、そのまま取り込まないでつるしておく。

整理たんすはできるだけ利用しない。できるだけ、たたんだり、収納したりという作業は省略する。部屋数に余裕がある場合は、一部屋を衣類用の部屋にしてしまい、ブティックハンガーをいくつかと小物類箱を置いておき、その部屋全体をタンスと考える。

衣類乾燥機はできるだけ持っていたほうが良い。とくに新しく買う場合は、全自動乾燥機付き洗濯機が「ＡＤＨＤ向き」である。洗いから乾燥まで全自動で終わるからだ。ただ、小さな薄いハンカチと厚めのトレーナーなどを一緒に乾燥してしまうと、ハンカチはくしゃくしゃに、トレーナーは生乾きにといったことになるから、少しくらいの気遣いは必要である。

5 調理・台所

ＡＤＨＤ傾向のある人々には、料理が得意という人が非常に多い。たぶん想像力が発揮でき、目先が変わる仕事だからだと思う。ただどうしても（とくに共働きの主婦などの場合）、時間を効率的に使って料理することが不得意だったり、洗い物で苦労したりしている。

ここでは台所仕事を効率的にしてくれる道具をいくつか紹介する。

①スタッキング鍋
②圧力鍋
③冷凍食品
④調理済み食品
⑤フードプロセッサー
⑥食器洗浄機

1・スタッキング鍋

鍋の取っ手を取り外しすることができ、シール製の密閉蓋がついているスタッキング鍋は、調理から盛りつけ、保存までこれ一つでできるので便利だ。収納も何種類もの鍋を重ねられるので、収納スペースも少なくすむ。食器洗浄機にいれるのも簡単。圧力鍋がついているものもある。

2・圧力鍋

圧力鍋を使えば、カレー・シチューも五分でできる。

具を炒めてルーと水を入れてフタをして五分間火にかける。仕事をもっている人でも、朝ここまで用意してそのまま出勤すればいい。余熱も加わって、帰宅するまでには充分美味しいものに仕上がっている。炒める具にカット済み冷凍野菜やバラ凍結肉などを利用すると、包丁やまな板を使わずに済ませることもできる。

圧力鍋ならご飯も五分で炊ける。

研いだお米を浸水なしで五分間火にかけるだけで、すぐにご飯が炊ける。お米は無洗米を使うとより便利である。
あわてやすいＡＤＨＤの人々でも、圧力鍋を使えばあわてず手早く料理ができる。
また、保温カバーがついている保温鍋も、手をかけず余熱で調理ができて便利である。

3・冷凍食品

冷凍食品は、使う分だけ取り出せるようになっているものが便利である。

バラ凍結肉、カット済み素材野菜、下ごしらえ済みのほうれん草、ささがきごぼう、小松菜、アスパラ、ブロッコリー、みじん切りたまねぎ等、ふだん使う野菜は一通りそろっている。腐らせる心配がないので無駄にならない。

4・調理済み食品

ハンバーグやコロッケ、フライから、和風のお惣菜まで。手抜きと言われようが、適宜活用することで生活を乗り切っていける。

5・フードプロセッサー

フードプロセッサーを使えば、まな板、包丁、ボールが不要。手も汚れない。

6・食器洗浄機

値段もはるので買うには勇気が必要だが、つかってみるとこれほど便利なものはない。ラクができる上に、手洗いよりきれいに洗いあがる。

7・個人宅配

働く女性を対象としているので便利なものが多い上に、時間的にも経済的にも合理的である。毎週チラシをみて欲しいものをチェックし、マークシートに記入して玄関前に出しておくと、決まった日時に注文したものを置いておいてくれるようなシステムのところもある。重い荷物を運ぶ必要もなく、ＡＤＨＤの人々にありがちな衝動買いも防げる。また共同購入と違って、誰にも顔を合わせずにすむ。

Ⅱ 身だしなみ編

家事や仕事に追われて日々の生活に気分的な余裕がないＡＤＨＤの人々は、自分の身だしなみに気を使うひまがないことが多い。だが外見を整えることによって、周囲に良い印象を与え、苦手とする人間関係にもプラスになる。そこで、ＡＤＨＤ的傾向のある人でも短時間で簡単にできるメイクと洋服選びについて説明していく。

まずはとっておきの、私が編みだしたテクニックをお教えしよう。

1 三十秒メイク法

1・ローション兼美容液を洗顔後につける。

スキンケアは何種類も使わない。今は肌質に応じてローションや美容液、下地等をかねた多目的化粧品がでている。

2・乳液兼ファンデを顔全体につける

UV効果や下地、ファンデをかねたものを、しかも色は実際の肌よりも明るめのものを選ぶのがコツ。しっかりメイクするわけではないので、明るめのものを選んで、顔色をよくする必要がある。

3・口許は色付きリップクリームやグロスをつける。顔の輪郭にはシャドー。

シャドーは実際の肌よりも数段暗めのチークやフェイスパウダーを使い、大きめの筆でサッと輪郭と目頭に入れる。こうすると顔が引き締まり、とくにアイメイクをしなくても目元もスッキリする。

4・その他

眉カット・顔そりは美容・理容室で月一回くらいはしてもらう。それだけでも清潔感がでる。また、まつ毛パーマをかけておくと毎日ビューラーをしたりアイメイクしたりしなくても目元がパッチリする。

2 ヘアースタイル

ＡＤＨＤの傾向がある人々に最強の味方は縮毛矯正パーマである。ブロー等はまったくしなくても、いつもサラサラのストレートヘアでいられる。寝癖もつきにくく、毎朝洗いっぱなしで出勤できる。また一度かけたら半年くらいは必要ないのでめんどくさがり屋の人にはうってつけである。

3 洋服選び

衣類の管理が苦手な上、毎朝時間的に余裕がなく、ついだらしがない格好になってしまう人が多いが、自分のファッションに定番パターンをつくってしまえば頭を悩ませる必要はなくなる。

1・トレーナーとスエットをやめる

たとえブランド物でも、管理をきちんとしないと毛玉が付いたりヨレヨレになったりするので、ＡＤＨＤの人々には向かない。トレーナーとスエットをワードローブからはずすだけでずいぶん印象が違ってくるはずだ。同じ理由で、品質の良くない安価のセーターもよしたほうがいい。

2・定番を決める

自分のスタイルを作ってしまえば毎日同じ服でもオーケー。ＡＤＨＤの人々に向いた服は、ウォームパンツやデニムのシャツ。ウォームパンツは何度洗濯しても膝がでないし、アイロンが要らないしすぐに乾く。またデニムシャツも多少しわになっていても気にならない。これらの服をモノトーンで決める。そして、どんなものを選んだとしても失敗が少ないお店で買う。

失敗が少ないお店というのは、ブランド物とか高価な商品とかを置いている店ではなく、安価でもオシャレな人も利用している店のことである。スーパーでも安くてオシャレな服は売っているが、逆にオシャレとは言いがたいものも混ざっているので、服選びになれていない人は利用しないほうがよい。

3・小物を利用する

洋服をシンプルモノトーンの定番で決めたら、メガネや帽子だけは最新の形にする。これだけでオシャレに見える。

こうやって、自分の定番ファッションを決めてしまったら、次から買い物をするときはいつも同じようなものを買うようにする。そうすると朝着替えをするときに悩まなくなるし、見栄えも悪くない。周囲にも「あの人のスタイルなんだな」と受け入れてもらえる。

Ⅲ　金銭管理編

私自身、金銭管理には本当に苦労した。若い頃から現在までただの一度も貯金というものができたことがないし、いつも支払いに苦労していた。職場のストレス→クレジットカードの乱用、というありがちなパターンを繰り返した。これについては、第三部に詳しく書いておく。

カードという便利なものがあるばっかりに衝動買いに拍車もかかる。しかし、金銭面でトラブルを抱えていると、社会的な信用問題に関わるし、何より自分の気持ちが非常に暗くなってしまう。金銭管理は、衝動性のあるＡＤＨＤの人々が、気持ちよく胸をはって生きていくためには絶対にクリアしなくてはいけない問題である。

そのための方法を四つ挙げておく。

①第三者に頼む
②クレジットカード類を持たない
③家計管理ソフト、家計簿を利用する
④ネットバンキングを利用する

1・第三者に頼む

過去に何度も金銭でトラブルを起こした経験のある人は、もう自分を信用しないことである。配偶者や親に金銭管理を全面的に任せ、自分は関わらないのが一番安全だ。私の場合、毎月の請求関係はすべて経理担当のSOAAの「ママ」に依頼してまとめて支払ってもらっている。

2・クレジットカード類を持たない

衝動買いをしやすい人は、クレジットカード類を持たない。またはカード類は本当に必要のあるとき以外、第三者に預けておくということである。クレジットカードが複数あるときは、一枚だけにする。この場合手元に残すカードは、ネットで管理できるものが良い（請求額や支払方法の確認などがウェブ上でできるカード会社のもの）。

それから、銀行のキャッシュカードを含め財布の中にカードは入れないほうが良い。領収書やレシートでふくらみやすいADHDの人々の財布の中では、いざカードを使うときにもカードが見つからなくてあわてることが多いし、衝動買いの元になったりするからである。カードはカード類だけで一つのケースに入れ、ふだんは自宅に置いておくほうがいい。

3・家計管理ソフト、家計簿を利用する

ＡＤＨＤ傾向のある人が金銭管理のためのソフトやノートを利用する場合は、できるだけ単純なもの、便利な機能等はあまりついていないもののほうが、かえって混乱しにくくてよい。

4・ネットバンキングを利用する

ネットバンキングのほとんどのところで三六五日二十四時間利用可能である。夕方に振込を忘れていることに気づいても、ネットバンキングなら翌日を待たずに振込依頼ができる。

もちろん、銀行窓口やＡＴＭを利用するよりも手数料が安い。ネットから口座開設

依頼書を請求できたり、申込用紙を返送すれば銀行に行かずして口座を開設できるといった点も、便利である。

また、残高不足などのために公共料金の引き落としができないことがあっても、メールでいち早く連絡が届く。日中に入金ができれば場合によっては引き落としも間に合う。この便利さは、ＡＤＨＤの人々向きである。

これまで銀行からは通知がなく、電力会社等から通知があるまで引き落としができなかったということは分からなかった。

また、自宅からパソコンで振り込み関係の処理ができるというのも、先延ばしめんどくさがり屋のＡＤＨＤの人々にはピッタリである。

そして、借金がある場合は……。

すでに一人では解決できないほど負債がある場合は、ＡＤＨＤ特有の「先延ばし」をせず、すぐに公的な機関や専門家のところに行き相談したほうがいい。

Ⅳ　対人関係テクニック編

ＡＤＨＤをもつ人々の対人関係は、バランスを失いやすい。衝動性のため、心に浮かんだことを頭で考えることなく口に出してしまったり、感情を抑えることができずにストレートに相手にぶつけてしまったり、自信のなさから卑屈になりすぎたりといった特有の性質がその原因になりがちなためだ。

家庭でも職場でもプライベートな場面でも、どの世界にいても人間同士の接触を避けては通れない。ＡＤＨＤサバイバル・ガイドの中でも、対人関係は最重要項目と言ってよい。

不器用で緊張しやすく、場の流れを読み取るのが苦手なＡＤＨＤの人々の中には、人間関係で問題を抱えている場合が多いが、ちょっとした基本的テクニックでずいぶん関係がスムーズになる。以下、問題となりがちな点とその簡単な対処法を挙げておく。

◆「人と上手に会話ができない」という場合

自分流の会話マニュアルを作ってしまえば楽である。

◆言葉のキャッチボールができない、世間話ができない、という場合

「and you」方式でいく。

相手に何かを訊かれたら「はい」のあとに「あなたはどうですか?」と訊き返す。これで会話は途切れることなく続きやすい。「はい」、「いいえ」でやめてしまうとその後がなくなってしまう。

相手の話に関心をもち、相手と同じ立場にたち共感することが会話の基本だが、関心や共感をもてない話題には質問をする。質問を思いつけない場合は、

・WHY(なぜ)
・WHAT(何を)
・WHO(誰と、誰が)
・WHEN(いつ?)
・WHERE(どこで?)

・ＨＯＷ　ＴＯ（どうやって？）

・ＨＯＷ　ＭＵＣＨ（どれくらい、いくら）

の七点をヒントに質問を考え出すといい。『人づきあいのコツ　コミュニケーション力がつく五十のヒント』（今井登茂子著　オーエス出版社）という本には具体的なアイデアが豊富で、人づきあいのヘタなＡＤＨＤの人々にはとても役に立つので、ぜひ一度目を通してほしい。ここで挙げた「５Ｗ２Ｈ方式」についても詳説してある。

また人間関係をよくするためには、聞き上手になったほうがいい。そのためには……

・うなずく

・相槌を打つ

・共感を示す

・くりかえし言う

・感想を言う

・質問する

といったテクニックが有効である。またほめ上手になるために、その人の認められるようなところをふだんから見つけられるようにしておく。容姿、ファッション、持ち物、仕事振り、交友関係、笑顔、話し方……などなんでもよい。

印象をよくするのも大事である。会話が下手でも印象をよくするだけで、人間関係は良くなるものだからだ。そのためには次のようなテクを駆使してもいい。

◆名前の呼び方に気をつける

親しみをこめたい場面では苗字ではなく下の名前を呼ぶ、礼儀を重んじる場面では役職だけではなく苗字+役職を呼ぶなど、場面に応じて人の呼び方の礼儀に気をつける。

◆自己主張はうなずきの後で(Yes、But式)

正論かどうかには関係なく、人は相手の言い方で傷つくものだから、自己主張するときには、納得いかないときにでも必ず、まずは同調して共感してみせてからにする。
例)「はい、そうですね。でも……だから」

◆相手のほうをきちんと見る

目を見ることが苦手な人が多いが、その場合は相手の眉間の辺りを見る。

◆表情に気をつける

どんなに聞き上手であっても、表情が悪ければすべてが台無しになる。また無表情も良くない。つねに笑顔でいるように気をつける。無言のときにでも、口角は上げ気味に。

◆最低の身だしなみには気をつける。汚い頭やだらしない格好はしない

「上手なノーの言い方」

思ったことをすぐ口にしてしまうＡＤＨＤの人々は、上手にノーを言うことができ

ない。けれども人間関係を円滑に運んでいくために、次のことに気をつけるだけでずいぶん状況は改善される。

◆基本は（Yes、But式）で、すぐに「ノー」とは言わない。一呼吸置いてから

◆たいていのことには即答はしなくてもよい。「ありがとう。いつまでにお返事したらよいですか?」と相手にまかせる

対人関係サバイバル——OLの場合

ＯＬの社会は、仕事の能力だけは渡りきることができない特殊な社会である。職場によってそれぞれ、長年の無意味なしきたりがあったり、何年も勤めている人間が、新人と同じ仕事をしていたりする。要領が悪いＡＤＨＤの人々にとっては非常に辛い社会でもある。しかし、人間関係を円滑にさえしておけば、意外なほどスムーズに過ごせることもある。

お局様と仲良くする方法

ＯＬ社会の中の序列は仕事の能力よりも年功序列で、会社に古くからいる人間が絶対的な権力をもっている場合が多い。この場合、当然その権力をもった人間と仲良くすることが処世術なのだが、天然ボケとも言えるＡＤＨＤの人々はとかく目をつけられてイジメの対象になったりしやすい。これを避けるためのテクニックをいくつか挙げておく。

◆お局様には、苗字ではなく下の名前で呼ぶ。そして会話の中で何度も連呼する。

例）明美さん、明美先輩……。

◆仕事に関しては、お局様になんでも相談する。ただし、プライベートなこと、とくに異性に関することは言わないほうが良い。

◆お局様のことはひんぱんにほめる。持ち物でも容姿でも仕事振りでも何でも良いか

らほめる。そしてほめるだけではなくて、どうしたらお局様のようになれるかを訊く。

◆お局さまの表情とか顔の一部とかファションに対して時々「あ、かわいいーーーー」などという言葉でほめる。ただしやりすぎはダメ。

◆まめにEメールを送る。これは、お局様だけにではない。ただし書きすぎないで軽い連絡程度のものを。

上記を周囲の人から見て嫌味に見えない程度に実行していたら、自然とお局様と仲良くできる。

表情を豊かにする

人間関係が苦手な人は、無表情で固い印象の人が多い。喜怒哀楽がはっきりしないのだ。人間は相手が何を考えているか分からないと不安になる。だから言葉で語らなくても、今、自分はどういう気持ちでいるかを、表情で教えてあげなくてはいけない。

ふだんから表情を豊かにしようと心がけることは、大きな助けになることが多い。とくに笑顔は大げさなくらいに「ニコッ」と笑う。笑っている人に対して、不快感を覚える人は少ない（ニタニタ笑いは別だが）。笑顔が上手な人は、美人でなくても、特別な能力がなくても注目される。笑顔のために自然と「華」が生まれるのだ。この「華」を身につけると、ビジネスでもプライベートでも交渉が必要な場面で上手に会話をしなくても、自分に有利に働く。無言でいても相手は自然と惹きつけられるからである。だから、ふだんから、意識的に口角を上げ気味にする習慣をつけていつも微笑んでいる表情を作っておくとよい。特技がないと嘆いている人でも、これくらいの努力はできるはずである。

V　恋愛編

まず、恋愛の基本を抑えておこう。

「他人は自分の思うようにならない」

だから、悩みは尽きないのだということを憶えておいて欲しい。悩まないためには、人を自分の思うとおりに動かそうとすることをやめることである。他人をコントロールすることはできないのである。この基本がしっかりとできると、無間地獄のような恋愛の苦しみから脱出できる。

ここでは一般の恋愛の悩みに加え、ＡＤＨＤの女性が陥りやすい恋愛の落とし穴を挙げておく。

①言いなりになってしまう
②部屋に彼を呼ぶことができない
③ヘンな男とばかり付き合ってしまう

④失恋を引きずる

1・言いなりになってしまう

自分に自信がないから、嫌われたくないから、すべて彼の言うままになってしまう。毎日の自分の幸せはその日の彼の言動によって決まってしまう。

彼の言うことに「ノー」と言えない。

小さいときからＡＤＨＤの特徴に悩み、失敗を繰り返し傷ついて生きてきたため、自分に自信がもてない。誰からも受け入れられず、いつも周囲から浮いた存在だった自分にとって、せっかく見つけた大切な彼を失いたくないと強く思ってしまう。

でも彼はあくまでも他人。たとえ結婚しても死ぬまで自分は彼になりえないのだ。

彼の都合に振り回されて、彼の言動に一喜一憂して、そんな「自分を後回し」にする恋愛で本当に良いのか、改めて自分に聞いて欲しい。

「恋愛」はＡＤＨＤと共存する人生を楽しむための道具と、心を切り替えてみてはどうだろうか?

心を切り替えられるくらいなら苦労しないという声が聞こえてきそうであるが、でも切り替えなくてはいつまでたっても、恋愛は楽しめない。

ならば彼を好きになるのではなくて、彼を愛する自分を好きになろうとしてはどうだろう?

「彼のこんな素敵な魅力を見つけられる自分」を好きになろうとしてはどうだろう?

言い換えれば、彼の中に幸せを見つけるのではなく、自分の中に幸せを見つけていくということである。

2・部屋に彼を呼ぶことができない

長年の癖ですぐには難しいかもしれないが、この努力をはじめようとする意思がない限り、いつまでも恋愛で楽しい思いはできない。

でもこれをクリアすることができれば、自分の欲求を正しく相手に伝えることができる。対等な関係をもつことができる。これを憶えておいて欲しい。

片づけられないままの部屋に彼を呼ぶことができず、関係を深めることができない、不審がられてしまう——これはＡＤＨＤの女性には珍しくないことである。

「ＡＤＨＤなの」とカミングアウトして理解してもらえればいちばんいいのだが、一般的な場合それはかなり関係が確固たるものになっていなければうまくいかない。相当上手に説明ができない限り、最初は誤解されるだけである。

それではまずどうしたらよいか。

そのようなことで悩んでいる女性はたいてい、「万年床に歩くけるスペースなし」という状態が多いので、業者や第三者に頼んで一気に片づけをしてもらう。自分でやろうとしてはダメだ。毎週貴重な休みが片づけに取られてしまうし、今までできなかったのに急にきれいになるはずがない。

なお、人に頼んできれいにしてもらうとしても、完璧にきれいにしてはいけない。ほどほどのところでやめてもらうのだ。例えば、床や台所は人並みだが棚やテーブルの上はある程度モノが積み重なっている状態という程度にしておく。あまりきれいにしてしまって、片づけ上手だと思われてしまったらあとで結局苦しむだけだからだ。

そして、ほどほどにきれいになった部屋に彼を連れて来るときも、改めて日時を決めて部屋に招待しないほうがいい。あくまでも、「じゃあ少し寄っていく?」とデート中の成り行きの流れで招待するのである。そして、「ちょっと最近片づけしていないんだけど……」と言い訳しつつ来てもらうのだ。

ほどほどの状態の部屋に入ってもらって、「だらしない」と自分を敬遠してしまうような男性だったら、これから付き合ってもいつかは破綻が来る可能性がある。だがその状態の部屋を見てもなお付き合ってくれる意思のある彼だったら、じゅうぶん継続する意味がある。それから少しずつ、自分のＡＤＨＤについて彼に話をしていこう。

3・ヘンな男とばかり付き合ってしまう

働く意思のない人やアルコール依存傾向のある人、はたまた暴力、浮気癖……。ふつうに想像しても幸せな関係がもてるとは想像しにくい彼とばかり付き合ってしまうという女性がいる。これはどうしてだろう?　自分の異性運が悪いのだろうか?違う。自分が悪いのである。

ＡＤＨＤ傾向のある人々は、刺激を求める傾向がある。この手の男性は毎日のように悩みの種を提供してくれるので、ＡＤＨＤの女性にとっては非常に刺激的なのである。また「共依存」という言葉があるように、自分を勝手に操ろうとする男性の世話をすることによって、自分の生きがいを見出そうとすることもある。

たしかに刺激や変化を求めるのがＡＤＨＤの特徴ではあるが、自分を苦しめる原因となる刺激を求めてどうするのか。同じ刺激ならば、もっと自分が楽しめて、ステップアップできるようなもののほうが良いのではないだろうか。

もっと自分を高く評価してくれる男性が現れるまで、苦しみの原因となるような男性とは付き合わない。私はもっと大事にされて良い人間なのだ。そんなプライドをもつべきである。恋人がいない状態が長く続くと寂しくてつまらないかもしれない。でも、自分を正しく認めてくれる人が現れるまで、という意地をもって、その空白期間は、趣味に習い事に、自分をブラッシュアップするために使って欲しい。自分に磨きがかかればそれだけ、レベルの高い男性と出会える機会が増えるのである。

4・失恋を引きずる

ＡＤＨＤの人々は、過去の嫌な思い出をいつまでも忘れることができないことが多い。嫌な経験をしたときの感情が、いつまでもついて廻るのである。そういう傾向があると、失恋した後もずっとそのときの苦しみから逃れられず、新しい恋愛に踏み出せない。気持ちの切り替えが苦手なので、何年も一方的に同じ人に不毛な片思いをしたりもしてしまう。

ＡＤＨＤ傾向があると、生物学的にも、心のスイッチを切り替えるという作業が難しい場合が多いので、これに関しての特効薬は残念ながらない。

でもひとつ、とても有効なテクニックがある。それは、自分と同じ状況にある仲間と交流をもつということである。いつも一人でいると、胸の痛みに耐え切れなくなるのだが、同じ思いをしている者同士、その苦しみを分かち合えば不思議に元気になれる。苦しいのは自分だけではないのだと実感できるからだ。ＳＯＡＡの企画に参加したり、ネットなどで仲間を探したりするのも良い。そうして自分と同じような他人の姿を見ながら、励ましながら、少しずつ新しい道を進んでいくのだ。

Ⅵ　感情のコントロール編

ＡＤＨＤ傾向をもつ人々は、自己認知力、すなわち正しく状況を理解することが苦手なことが多い。

そのため、自分勝手なゆがんだ物差しで相手や物事を判断したり、長期的な視野から状況を判断できずに、目先のことで一喜一憂し、感情をコントロールできなくなったりする。

それゆえ、不安や憂鬱、悲しみや怒りといった感情を上手くコントロールするためには、「状況を正しく読み取る訓練」をする必要がある。

そのためには日ごろの冷静な分析が必要である。

過去の失敗を再点検して、それを自分の学習材料にしてゆけば、今までの嫌な思い出も無駄にはならない。ＡＤＨＤであるがゆえにしてきた辛い思いも、教材として活かしていけば良い。

現状を正しく認識する努力をする

平常時に、自分はどういう時に怒りや悲しみなど辛い感情に支配されるかを考えてみる（このときは必ず紙に書きだすとよい）。

過去のことを思い出しながら、例えば、

・正しいと思ったことが通じなかったとき
・思いどおりにならなかったとき

などにどういう感情をもつか考えてみる。また、

・人から悪く思われたくない
・欠点・失敗を指摘されたくない

など自分が「支配されやすい感情」を書き出してみる。

この作業はとても大切である。
この分析作業ができるようになると、自分の感情の予測ができるようになるし、予測が立てられると、事前に制御しやすくなる。

実は私自身、二十代の頃は大変落ち込みやすく、鬱になりやすくとても苦労した。そして、何度も自分で「どうして感情面で苦労するのか」という点を自問自答し続け、現在ようやく感情に支配されて困ることは少なくなったのである。

だから、まず、「自分の物差しはゆがみやすい」、「正しい現実が別にある」ということを自覚し、正しい現実を知る努力をしなくてはいけない。
「なおす」より「認識」が大事なのだ。

Ⅶ　カミングアウト編

自分がＡＤＨＤだと分かったら、すぐに周囲の人に話をしたくなる。ＡＤＨＤについて知ってもらいいし、今まで自分に色々なことができなかった理由を周囲に理解してもらいたいからだ。

しかし、ちょっと待って欲しい。

何も予備知識がない人にいきなりＡＤＨＤの説明をしても、たいていわかってくれないものである。とくにＡＤＨＤの傾向が認められない人にとっては、まったく想像できない部分があるのがＡＤＨＤという障害である。だから、「言い訳」にしか聞こえない。

一方でＡＤＨＤをもつ人々は衝動的で、黙っていられない。秘密をつくることができない。あせりすぎる。

ましてやＡＤＨＤだとわかったばかりのときは、長年のモヤモヤからの開放感からか、興奮気味になっている場合が多い。うわずって息を切らし赤い顔をして説明してしまう。

だが、相手が興奮しあせりながら今まで聞いたこともないような「障害」について話していても、聞かされるほうはふつう、真剣には聞けないものである。その結果バカにされたり、あきれてしまわれたりする。

もちろん、深い信頼関係が出来上がっている場合はまったくべつだが、関係が良好とはいえない親子や職場でのカミングアウトは絶対に止めたほうが良い。否定的な言葉が返ってくるだけである。

長年の悩みの原因を突きとめて喜んでいるときに、否定的な言葉を聞くとひどく傷つき、落ち込む。ADHDについて知ったばかりのときは、まだADHDのことを受容しきれていないので、本当の自信はまだなく、他人の言葉に左右されやすいのである。

だから、ADHDについて知っても、診断されても、他人に話をするのはしばらく控えたほうが良い。

ADHDについて、もっと冷静に受けとめられるようになるまで、落ち着いて説明できるようになるまで、自分の胸だけにしまうよう我慢しておくのだ。

そして、すこしずつでも、自分で生活環境を整える努力をしている姿を実際に見せて、説明するのだ。そのほうが説得力がある。

これまでの例を見ても、一回の説明で理解してくれたという話はあまり聞いたことがない。何度も繰り返し折りを見て、話をする必要がある。私の場合も一年近くかかった。

Ⅷ　パソコン編

パソコンの普及率は目ざましいものがあるが、ＡＤＨＤ傾向をもつ人こそ、パソコンを大いに利用すべきである。

パソコンは、

・うっかりミス
・不器用
・整理が苦手
・飽きやすい
・退屈にたえられない

などＡＤＨＤの人々によく見られる症状をカバーし、ＡＤＨＤの特徴である創造性を伸ばす手助けをしてくれる。

実際、ＡＤＨＤの人々には、コンピューター関係の仕事をしている人が非常に多いようである。ＳＯＡＡサイトのアクセスが多いのも、ＡＤＨＤの人々の間にパソコン普及率が高いからではないかと思ったりもしている。

飽きやすいＡＤＨＤの子どもがＴＶゲームにだけは何時間でも向かっていられると

いう。そして大人のＡＤＨＤの人々のあいだにも、パソコンを使った作業や仕事ならばいつまでも続けられるという人は多い。

自分がＡＤＨＤかもしれないという自覚があり、まだパソコンを利用したことのない方は、ぜひ一度チャレンジして欲しい。今は手の届きやすい価格でリースもできるし、ネット・カフェを利用してもいい。「取りかかる」というハードルを越えることさえできれば、パソコンは必ずＡＤＨＤの人々の生活の潤滑油となってくれると思う。

とくにＡＤＨＤ傾向のある専業主婦の場合は、金銭（ネットバンク、家計簿ソフト）や買い物（ネット通販）の管理がしやすくなる。また日ごろからご近所付き合いが苦手だったりして、一人で閉じこもりがちになり鬱傾向に入りやすい人は、ネットを通じて気軽に多くの友人を作ることができるので便利である。

パソコンができること

1、パソコンは飽きない。

2、パソコンを使えば、何度間違えても大丈夫。

3、パソコンは作業が速く、正確。

4、パソコンを使えば、大量のデータの整理も簡単である。
5、作成済みのデータの一部に変更を加えて、新しいデータを作ることも簡単にできる
6、パソコンを使えば、不器用なＡＤＨＤの人々でも整ったフォーマットの文書がつくれる。
7、使う人の〝外づけ頭脳〟として能力を広げてくれる。あるいは補ってくれる。

このようにパソコンは、ＡＤＨＤの弱点を補い長所を活かしてくれるツールなのである。

Ⅸ　ビジネス場面編

ＡＤＨＤの人々は、得意なことと不得意なことの差が大きい。そのために、自分に向いているとはいえない仕事に就いてしまっているときや、下積み時代で、雑用や単純作業が仕事の大半を占めるときなどに、職場で問題をおこしやすい。

ＡＤＨＤの人の能力にはかなり凸凹があるので、職業選択は大切なことである。しかしたとえ向かない仕事に就いている場合でも、気をつけるだけでずいぶん違う。自分にとって何が得意で何が不得意かよく見極めたあとで、進路を変えることだってできる。まずは自分の能力をよく理解した上で、解決策を考えることである。

1・人間関係に関する工夫

ＯＬの場合、仕事上での無能力をある程度まで人間関係でカバーすることができる。自分の苦手なこと、できないことを、先輩や同僚達にサポートしてもらうのだ。だがそのためにはふだんから、「そそっかしいけど愛されるキャラクター」になっていなければならない。

そうはいっても人間関係も人一倍不器用なＡＤＨＤの人々にとって、これもそう簡単にはいかない。ＯＬの場合、「お局様」と仲良くしておくと困ったときに力になってくれるのだが、「お局様」に目をつけられることも多いのがＡＤＨＤの人々である。お局様との関係は、極力注意が必要である。これによって毎日の職場が天国と地獄と言えるくらい大きく変わるからである。

また、上司に対して逐一、連絡・報告をしていれば、ある程度仕事が予定通り進んでいなくてもそれほど厳しく追求されることはない。上司が仕事のことで注意するのは、たいてい相手の仕事が見えない時が多い。予定より遅れていても、うまくいっていなくても、その都度状況を上司の耳に入れるようにしていると良いのである。結果的には自分の仕事の成果は上司の責任になるので、たとえ「仕事がはかどっていない」という状況でも、上司にとっては知らせてもらったほうが良いのである。

2・書類の管理に関する工夫

とにかく分類などはしないで、時間順にならべ、一つにまとめて収納する。人間の記憶は場所には弱いが時間には強い。野口悠紀雄氏によるベストセラー『「超」整理法』は、ＡＤＨＤの人々にとっても参考になる。

3・パソコンを活用する

・今のＰＣの容量は大きいので無理して整理などはしないで、エクスプローラーを駆使するほうがＡＤＨＤの人には使いやすい。
・予定表はパソコンには不向きである。
・パソコンも内容では分類せず、ひたすら時間順に並べる。パソコンの使い方についても、『「超」整理法』式はためになる。

4・メモに関する工夫

・紙のメモは紛失するので、ノートに時間順に書く。
・携帯電話を駆使する。システム手帳などはいくら高価なものを買っても邪魔になるだけである。ふだん使っている携帯電話のスケジューラーやボイスメモを使うと忘れにくい。またうっかり時間を忘れないためにアラーム機能を使うと良い。

5・備品・道具をなくさないために

ペン、封筒、はさみ、ホッチキス、糊などをデスクの一箇所にまとめておいておく。分散させると使うとき見つからない。

6・わからないことはきちんと聞く

予め周囲の人に「私は憶えが遅くて何度もお聞きするかもしれませんがよろしくお願いいたします」と一言伝えておく。ただし、よほどのことでない限りＡＤＨＤの話をしてはいけない。相手が説明するスピードが速ければ遠慮なく「すみませんが、もう一度説明してくれますか」と言う。メモを取りながら説明を聞くのが苦手だということも伝えておくと良い。同じことでも遠慮せずに聞かなくてはダメ。結局あとで周囲も自分も困ることになるからだ。

7・すぐにやる

とかく先延ばし傾向があるＡＤＨＤだが、締め切りすぎての百点の仕事よりも、締め切りを守っての八十点の仕事のほうが絶対に評価は高いことを覚えておくこと。また、要領が悪く仕事ができなくても、すぐにやっていれば何とかなることが多い。だから先延ばしにしないで、すぐにやることが一番自分を助けることになるということをじゅうぶんに自覚する。

8・自己管理には細心の注意を

ＡＤＨＤ傾向があり、外交的な性格の人の場合、営業という仕事にはある種の適性がある。なのに、自己管理ができないばかりに思うように成績を伸ばせないことが多い。これは、フリーランスの仕事についてもいえる。規則正しい枠組みがなく、時間が自由に使える仕事についていると、つい気の緩みで怠けてしまいがちである。

これは自分の意思だけではなかなかうまくいかない場合が多い。できるだけ一日の日程をキツメに入れることが大切である。息抜きの時間をできるだけ取れないようにするのだ。

また、時間の管理として携帯のアラームを一時間ごとにセットしておいて、時間の進行に敏感になっておくというのも手である。

X　仕事編

ＡＤＨＤの人々の場合、「できること、できないこと」の差が極端に大きい。そのため、職業選択によって大きく人生が違ってくる。

自分に向いた仕事に出会えると、誰よりも生き生きとして大きく能力を発揮することができる。仕事を通して自己表現することができるのだ。

その反面「自分に向いた仕事」にめぐり合えない場合は、行き詰まりを感じて、自信を感じることができずに落ち込んでしまう。

仕事をしたい。仕事をして活躍したい。

でも、何をしたらよいかわからない。自分の中に、何かができる能力が眠っているのは、十分すぎるくらいに感じているのに、その「何か」がわからない。

そして、向かない仕事のために日々忙しく過ごしながら、どうしたら良いかわからないまま毎日がすぎてゆき、欲求不満から鬱になってゆくことも多い。

私の二十代のときもそうだった。

今の仕事よりも、もっと自分には適した仕事があるはずだと考え、「天職」に出会いたいという気持ちでいっぱいだった。

「天職」に出会うことができれば、誰よりもそれに対して打ち込む自信があるのだ。

ＡＤＨＤをもつ人々はふだんは気が散りやすく飽きやすいが、好きなことに対して発揮できる集中力は並外れているものがある。だから、それを仕事に生かすことさえできれば大きな成果をあげることは、自分が一番わかっている。

結婚して子どもを育てているときも、つねにその気持ちはあった。


そんな気持ちでいるときは、将来出会えるであろう「天職」に就くまでの、今は充電期間と考えあせらないようにしなくてはいけない。その「天職」がどんなものであろうと、今から準備できそうなこと、手近にあることから取り組んでいくようにするのだ。

私の場合、二十代のときはとにかく本を読んだ。何をしたら良いかわからなかったのだが、あらゆることに敏感になっていられるように本を読んでいた。将来に向けて何もしないでいるということが、我慢できなかったというのもある。けれども何の準備をするべきなのかもわからなかったので、本を読んで情報へのアンテナをたてるようにしていたのだ。手に取ることができるありとあらゆる本や雑誌、年間五〜六百冊は読んでいたと思う。とにかくつねに、アンテナをたてていられるようにしたのだ。私なりに勘を磨く努力をしていた。

また転職を繰り返すことも、ＡＤＨＤの人々にとっては良い方法だと思う。とりあえず、就くことができる仕事は何でもチャレンジしてみて、その仕事から自分の能力や適性を考えてみるのだ。

私は、新卒で就職した事務員の仕事を経験していなければ、単純作業や変化のない決まった仕事が自分の性質に合わないということに気がつかなかったと思う。また営業を経験していなければ、自己管理能力が低いことも分からなかった。

今ＳＯＡＡに協力してくださる専門医の方たちの中にも、再受験でドクターになった方が何人もいる。他の学部を出て、他の職業を経験し、精神科医になっているのだ。そのため、ドクターとしてスタートする時期は少し遅れてしまうが、他の世界の経験は臨床にあたって大きな視野を与えているのだろう。そのドクターたちも皆、自分がＡＤＨＤだと自覚していらっしゃる。

ＡＤＨＤの人々は得意なことに対して非常に能力が発揮できる分、それに出会えるまでは、少し回り道が必要に思う。だから、人よりも時間がかかるかもしれない。そして、人一倍、苦しい経験をしなくてはいけない。

だが将来仕事で大きく活躍するためには、その回り道の時間が非常に大切なのだろう。嫌な経験を多く重ねた分、それは後に自分の財産になる。憂鬱な日々でもその毎日を前向きにとらえているならば、後から辛い経験を逆手にとってそれを利用できる。経験を通して、身体で知って、ＡＤＨＤの人々は成長してゆくのだ。

向いた仕事が見つからないといって、落ち込まない。どんなに苦しい状態でも、今は下積みの時代と考え、あきらめない。まずは手近にあること、できることから取り組み、その結果を必ず考察するように心がけていれば、「天職」は自然と自分のほうにやってくる。失敗をしたときには、その失敗を冷静にみつめ、次のステップへの糧として利用してやろうという意気込みがさえあれば、眠っている能力は浮上してくるのだ。

だから、あきらめないで、あせらないで欲しい。年齢に関係なく、天職との出会いは、日常の心がけと準備次第できっと訪れるのだから。

成人ADHD Q&A

★大人のADHDに治療法はあるのでしょうか?

①薬物療法

ADHDは神経生物的な「障害」です。ですから脳を正常に機能させる必要があるということになります。もちろんカウンセリングやセラピーなどの心理学的な治療も大切ですが、薬物療法もADHD治療にとっての力となっています。

薬がすべてを解決してくれるというわけではありません。けれども薬の力をかりることで、日常生活での問題はかなり軽減するのです。

「衝動的に行動し発言する」
「気分が変わりやすい」
「整理整頓ができない」

「ものごとの優先順位がわからない」
「何ごとも先送りしてしまう」
「心配性で行動できない」
「自分の内面に混沌とした雑音がある」

とくにこのような症状に悩まされている人にとっては、薬物療法は効果的といえるでしょう。急に不安や欲求不満におそわれるというような気分の変動も減ります。薬剤によって気持ちの安定が得られると落ち着いた言動を保てるようになります。このことは自分自身の自信にもつながります。これは気分の安定という一次的効果がもたらす二次的効果と言ってもいいでしょう。ただし、薬物がすべての人に効果的というわけではありません。耐え難い副作用におそわれることがあるということも忘れてはならない大切な事実です。

◆中枢神経刺激剤

現在のＡＤＨＤの治療の中で、もっともひんぱんに用いられているのが中枢神経刺激剤のリタリンです。（主成分は塩酸メチルフェニデート）

ＡＤＨＤは、抑制系をつかさどる前頭葉の機能不全から生じるといわれています。中枢刺激剤はこの抑制系を刺激する効能があると説明されています。

中枢神経にもたらされる刺激が情報フィルターの機能を高めるので、気を散らすことなく一つの事柄に集中できるようになるというわけです。

「ＡＤＨＤ者の七〇％に有効である」との報告もありますが、その作用のメカニズムははっきりとは解明されていません。また、「依存性」という問題も指摘されています。

同じ中枢神経刺激剤ですが、リタリンよりも依存性の生じる可能性が低いと考えられているのがベタナミンという薬剤です（リタリンとは化学的組成が異なっています）。ただ、血中濃度が上昇するまでに時間がかかるので、他の刺激剤よりも効果が現れるまでに時間がかかると言われています。

◆SSRI（Selective Serotonin Reuptake Inhibitor・選択的セロトニン再取り込み阻害剤）

セロトニンの再取り込みを阻害することで効果を発揮する新しいタイプの抗うつ剤で、一九九〇年代に入ってから登場しました。

多くのADHD者にみられる二次障害である「うつ」や「不安」にも効果的だと言われています。しかし、ADHDの主症状である「多動性」や「衝動性」、「不注意」などに対する効果の面では疑問視されています。

パロキセチン（商品名…パキシル）

フルボキサミン（商品名…デプロメール、ルボックス）

◆三環系抗うつ剤

SSRIと同様にADHDの二次障害である「うつ」にも有効性を持ち、中枢神経に効果的に働いて注意力を向上させる作用があると言われています。

イミプラミンは体内に吸収された後、代謝されてデシプラミンという物質に変化すると言われています。このデシプラミンがSNRI（セロトニン・ノルアドレナリン再取り込み阻害剤）としての機能を果たすことが知られています。

◆その他

抗てんかん薬（テグレトール、デパケンなど）やSNRI（トレドミン）もADHD治療によく用いられる薬剤です。この中でも抗てんかん薬は感情調整剤と呼ばれ、衝動性をはじめ、不安定な気分の移り変わりをコントロールする作用があります。

②その他の治療法

◆学びと認識

ＡＤＨＤ者として生活していくために大切なのは、まず何よりも「自分がＡＤＨＤである」という事実を受け入れること、そしてＡＤＨＤ者としての自己イメージを確立することにあります。そのためにはＡＤＨＤについての情報を集め、自分の生活秩序や将来設計に見合った治療を組みたてる必要があるでしょう。ＡＤＨＤをよく知るということは自分自身を知るということでもあるのです。ＡＤＨＤとしての自己理解を深めることは、対人関係にも影響してきます。自分の立場を相手に伝えるためには、「私」が「私」を知っていなくてはならないからです。

いま自分自身に何が起きているのかを知ることは周囲の理解にもつながります。周囲の理解があるかないかで、ＡＤＨＤ者の生活は一変すると言ってもいいでしょう。お互いの理解が深まっていれば対人関係のトラブルは少なくてすむはずだからです。

ＡＤＨＤについて積極的に学び自分自身についての理解を深めること、それがＡＤＨＤ治療の鍵なのです。

◆サポート体勢を考える

ＡＤＨＤは一人きりで対処できるものではありません。「自分らしく」生活し社会に貢献していくためには、どんな人であっても「支え」を必要とします。精神的にも物理的（実際的）にも「支え」が必要です。ＡＤＨＤであるなら、それはなおさらです。ですから自分の周りに支援の輪をひろげ、仲間同士のネットワークを築くことが大切になってきます。

ＡＤＨＤ治療の中で誰もが必ず突き当たるのが感情の問題です。この問題を乗り越えていくためには精神的な支え合いが必要不可欠になります。具体的な生活設計の見直しなど、自分だけでは対処できない分野をサポートしてくれる人を捜すことも大切なことです。ＡＤＨＤ者は多くの場合、整理整頓能力をひどく阻害されています。ですから苦手な作業は人に任せ、生活をシンプルにすることが大切だと言っていいでしょう。そうすれば気分（精神）的にも余裕が生まれてくるはずです。

ＡＤＨＤであるがために自分の能力に気づいていない、あるいは十分に生かせていないという人は少なくありません。けれども、お互いに「支え合う」ことができれば、それはお互いを「生かす」ことにもつながっていくのではないかと思うのです。

◆生活の戦術を変える（生活の再構築）

ＡＤＨＤと一生付き合っていくためには、環境を身近なところから変えていく必要があるでしょう。自分が本当に生活しやすいと感じる環境がどんなものであるかを徹底的に検証してみることが必要になってくるのです。

まずは自分の弱点を知ることです。その弱点を克服するためにはどうすればいいのか、それを考えるところから環境づくりは始まります。人の手を借りたり、機械や道具を利用したりして日常生活の立て直しを行うことも環境づくりと言えます。

ノイズに弱い人であれば環境音楽を流すのもいいでしょう。電話で作業を中断されるのが苦手であるのならメールを利用するのがいいでしょう。落ち着いて家事をこなすために保育所を利用するのもいいでしょう。

こんなふうに自分の弱点を知り、そしてそれを受けとめることができれば、生活の再構築はそんなに難しいことではないのです。

◆コーチング

生活の再構築のための体勢が整った段階で次に必要になってくるのは、当の本人を励まし、そしてある程度管理する役割を担ってくれる人物（コーチ）です。

コーチになる人は、本人の家族や同僚あるいは主治医でもかまいません。あるときはＡＤＨＤ者を温かく見守って声援を送り、またあるときは叱り役になって導いてくれる。そんな身近な存在がＡＤＨＤ者には必要なのだと思います。

第三部

AZUREのサバイバル・ダイアリー

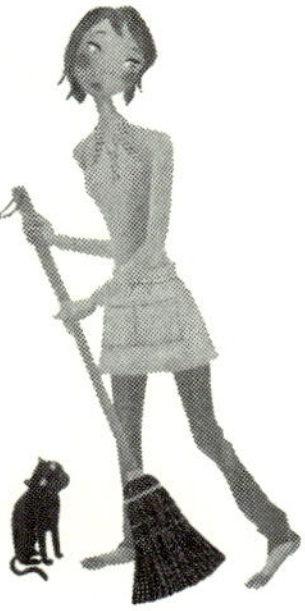

自分がＡＤＨＤという障害のもち主だと知ってから、仲間と一緒に様々な「サバイバル方法」を編み出してきた私だが、第三部では私自身がＡＤＨＤという障害と共存するため、日常生活の中でどんなことに気をつけているか、記しておきたいと思う。

毎日の食事は手間いらず

私は五歳の娘と二人暮らしなので、ふつうの家庭のように食事の支度をすると結構無駄が出る。子どもが食べる量は多くないし、私も不規則な生活をしているので手間をかけた料理を作ることは難しい。そういうことに気を取られていたら、日中仕事をする余裕はない。

そこでまず私は、お米からご飯を炊くのをやめた。子どもと二人で食べるご飯は、一日一合くらいである。毎日一合炊くのは大変なので、多くの家庭と同じように多めに炊いてラップで冷凍していた。食べる分だけ取り出し、その都度レンジで解凍していた。けれどもこれがけっこうめんどうくさい。お米も無洗米を利用するなど手間をかけないようにしていたのだが、あるとき思い切ってレトルトのご飯を利用することに決めた。

食べ盛りの子どもが何人もいる家だったら不経済だろうが、五歳児と二人暮らしの上、実家で食べさせてもらうことも多い。それに今はレトルトのご飯にも、酸味料をつかっていない加圧炊飯方式のものなど、レトルトと思えないほどおいしいものもある。何よりも食べたいときに食べたい量だけ取り出せるのが便利だ。

野菜や肉も、生のものを買うのはやめた。できるだけ冷凍食品を選ぶようにしている。以前はお肉も一パックを食べきれず小分けにして冷凍保存したりしていたが、今はバラ凍結という便利な製品がある。ふつうの肉やひき肉が小さいポーションで冷凍されていて、ホームフリージングでここまでやるのは難しい。自宅で冷凍するのとは違い、瞬間凍結されているので、鮮度も非常に良い。

野菜もいつも買ってきては食べきれず腐らしていたのだが、今は冷凍食品を利用している。ほうれん草、たまねぎのみじん切り、小松菜など、一回分ごとに冷凍パックされているので無駄にする心配がなくなった。たしかに旬の野菜を買うほうが安くておいしいが、下ごしらえの手間や無駄にすることを考えると、私はやはり冷凍食品を選ぶ。このおかげで外食の機会がずいぶん減ったため、経済的な効果もある。

こうした毎日の買い物は、生協などの個別宅配を利用している。これは衝動買いの防止にもなるのだ。

便利な機械は迷わず導入

まず、私の生活を一変させたのが「自動食器洗浄機」である。以前は、何日も食器を洗わず放置してしまい、いよいよ使う食器がなくなったら洗うという状況だった。当然流しはいつも不潔で、料理をするにも気がすすまなかった。

しかし食器洗浄機を使えば、スイッチ一つで手洗いよりもはるかにきれいに洗浄できる。この機械を設置してから気持ちに余裕が生まれ、ちょっと手の込んだ料理にもめんどくさいという気持ちなしにトライできるようになった。

台所用品では、「フードプロセッサー」も便利だ。ボール・包丁・まな板をつかわないので手を汚すこともなく、あっという間に餃子の具やハンバーグの種を作れてしまう。

「全自動乾燥機つき洗濯機」も手放せない。専業主婦のころから洗濯は苦手だった。洗ったはいいけれど干すのを忘れてしまったり、億劫に感じてそのままにしてしまったりと、非常に負担だった。

全自動乾燥機つき洗濯機が、そんな私の負担を取り払ってくれたのだ。

ＡＤＨＤ傾向の人は、不器用だったり要領が悪く作業が遅かったりして、簡単な日常の家事がどうしてもうまくこなせない。時間もエネルギーも必要以上に費やしてしまうのだ。そのため、体力的にも気分的にも自分を疲れさせてしまうことが多い。

そんなとき、これらの便利な機械は大いに自分を助けてくれる。もちろんふつうのものより値は張ってしまう。けれども、それだけの価値があると私は思っている。これらを使えば、日々の家事はかなり合理的になる。それは、自分にゆとりができるということでもある。ゆとりが生まれれば、家族や自分と向き合う時間をつくることもできるのだ。じっくりと向き合うことができれば、トラブルだってぐんと少なくなるはずだ。家事という仕事と自分のこころへの設備投資と考えれば、決して無駄づかいではないと思う。

苦労した金銭管理の解決法

新卒で保険会社に就職したとき、職場につながりのある金融会社の人たちとの付き合いで、クレジットカードとローンカードを何枚か作った。

このとき二十歳だった。

はじめてカードを手にした私は、もう学生時代のように欲しいものを我慢しなくても良いのだと思った。社会人になったことを心の底から喜んだ。

私は買った。服やバックや装飾品を中心に、欲しいものを次々に買いあさった。支払いは、もちろんボーナス払いや長期の分割払いにした。たしか当時毎月の給料は十二、三万だったと思う。あっという間に毎月の支払いは収入をオーバーした。けれども、とうの私自身は収入と支出のバランスなどお構いなしだった。衝動的に欲しくなってしまったものは、何でも購入していった。私に「我慢」などという文字はなかった。支払いができなくなったら、カードローンやキャッシングを利用した。

この頃、仕事でいつもストレスを抱えていた。他に気持ちのはけ口がなかったせいもあるのかもしれない。買い物くらいしか楽しみがなかったのだった。

借金をしているという感覚はまったくなかった。自分には欲しいものを何でも買える力があると思っていたのだ。しかし、いくら数枚のカードを持っているからといって、むやみやたらに欲しいものが買えるわけではない。カードには限度額があるのだから。次第に月々の支払いに困るようになった。毎月、カードで借り入れたお金で支払いをしているのだから当然である。

社会人も二年目に入って、私はようやく自分がしてきたことの重大さに気づいた。支払い金額は、自分一人ではとうていフォローしきれないほどにふくれあがっていた。仕方がないので、私は親に泣きついて負債をいったん完済した。そして、もうカードを使わないでおこうと心に決め、毎月の給料で親への返済をすませ、現金のみの生活をする――つもりでいた。

しかし、そんな決心はいとも簡単に揺らいでしまった。カードはそのまま破棄しないで持っていた。自分の衝動を抑えることができなかった私は、欲しいものを目の前にしてカードを使わずにはいられなかった。

独身のあいだはずっとこのような状況を繰り返していた。何度も親に面倒を見てもらいながら、相変わらず買い物を続けていた。

ふだんはあまり働かない頭なのだが、不思議とお金のことになると様々な悪知恵が浮かんできた。親に対する言い訳はお手のものだった。

結婚してからもこの状況が変わることはなかった。自分では無駄づかいしていないつもりでも、結果的に収入の範囲内に出費を抑えることができなかった。毎月、赤字だった。

このようなお金の使い方をしていたら自分が苦労するだけだと頭ではわかっているのに、私には生活を改めることができなかった。ＡＤＨＤと自覚するまで、この状態が克服されることはなかった。

自分がＡＤＨＤだと知って、私は自分からカードを引き離すことにした。いくらお金の使い方に気をつけようと思っても、自分には「できない」のだということを自覚した。

そこで現在の私はというと、自分の金銭感覚はもう信じないことにした。私の金銭管理は、信頼のおける第三者にすべてお任せしている。もちろんカード類もすべて預けてある。必要なときにだけ理由を言って使う。支払いも請求書ごとに渡して、私の給料の中から支払ってもらう。

このような方法をとることは、私にとって大きな決断だった。ためらいがなかったわけではない。けれども自分自身の生活を破綻させないために、大切な決断であったと思っている。

「片づけられない」ときはプロを呼ぼう

片づけられないのは子どものころからだった。部屋にはいつもモノが散乱していた。「ふつう」の人の部屋のように、ある程度片づいているなどということも一度もなかったと思う。それでも、結婚するまではまだよかったのだ。親元で暮らしていたので、あまりのだらしなさに見かねた母親が掃除をしてくれていた。自分以外に片づけてくれる人がいたので、それほど不便を感じたことはなかった。

「片づけられない」という問題に私が直面したのは、結婚してからだった。

とくに苦手なのは衣類の収納だった。にもかかわらず私は洋服好きで、わりとひんぱんに新しいものを購入していた。量もかなりあったと思う。

脱いだものをすぐにしまうということが私にはできない。そのため洋服が部屋中に散らばり、山積みになっている。相反してタンスの中は空っぽだった。

仕事が忙しくて、一ヶ月以上部屋を手つかずにしてしまった時期があった。部屋はこれ以上ないというくらいひどいありさまで、いろいろなものがそこらじゅうに散乱していた。

そんな状態が続いたある日のことだった。突然、母がやって来た。彼女は私の部屋を見て叫び声をあげた。私の部屋はそれほどひどい状態だったのである。

「もう自分だけで部屋の片づけをするのは無理だ」

そう思った私は電話帳で家政婦派遣所を探し出し電話をした。そしてヘルパーさんに来てもらうことにしたのだった。

家中のすべての部屋が足の踏み場もないほど散らかっている状態だった。けれどもそれを見たヘルパーさんはとくに顔色を変えずにこう言った。「すべて任せてね」彼女はやさしく微笑んだかと思うと、あっという間に片づけを済ませてくれたのだ。それからというもの、週に一回このヘルパーさんに来てもらうことにしている。

部屋の片づけから開放された私は、今までに味わったことのない心のゆとりを感じた。それまでの私はいつもあせっていた。「部屋の片づけをしなくてはいけない、でもできない」という焦燥感から開放されて、私は他のいろいろなことに手を伸ばせるようになった。

忘れそうなものは身に着けよう

私がほとんど毎日のように忘れてしまうもの、それは携帯電話と家の鍵である。外に出てから忘れたことに気づく。忘れてしまうと非常に困るものなのに。

そこで、私はつねにストラップを通して首から下げることにした。単純なことだけれど、忘れないためにはこんなささいなことが大切だったりする。

〈子どもの時間〉を決めよう

こんな人がどうやって子育てをしているのだろう？ 読者の方々は私に対してこんな疑念を抱いておられることだろう。

案の定、私は子育てがあまり得意ではない。子どもと上手く遊ぶことができない。私には、子どもに合わせてあげるということができないのだ。

子どもと遊んでいても、つい他のことに気が向いてしまう。パソコンや本などが気になって仕方がない。そんな状態なので、子どもも欲求不満を示すようになっていた。「ママが遊んでくれない」などという不平もこぼすようになってしまった。

そこで、私はあるルールを決めた。時間を決めて子どもと向き合おうというのである。

保育園から帰ってきて八時までは〈子どもの時間〉。それ以外は〈ママの時間〉。八時までの〈子どもの時間〉にはパソコンも本も開かない。ひたすら子どもと向き合って、子どもと時間を共有する。その代わり八時を過ぎたらお互いの時間だ。それぞれ何をしようとお互いの自由というわけだ。

このルールで時間を区切るようになってから、子どもの不満は少し減ったようだ。私にとってもいい方法だと思っている。

パソコンで人生が変わる!?

「字を書くこと」が苦手だった私にとって、ワープロとの出会いは人生を変えたといっても過言ではない。

不器用で手先を思うように動かせない。おまけに飽きやすい。そんな私にとって「作文や手紙を書く」といった作業が何よりも辛かった。しかしワープロと出会ってから「文章を書く」ということがまったくと言っていいほど苦にならなくなったのだ。

筆圧を上手く調整できず力を入れすぎてしまう私にとって、ペンで字を書くという作業はものすごく疲れるのだった。キーボードであれば筆圧など気にせずともよいし、ペンを握って書くよりもずっと早くて疲れない。

「文章を書くことが嫌いではない」ということに、ワープロを使うようになってはじめて私は気づいたのだった。

ワープロ以上に私の生活を変化させたのはパソコンである。前にもふれたとおり、「字を書くこと」が苦手だった私は小さいころから筆不精だった。手紙の類のものとはほとんど無縁の生活を送っていた。しかし、社会人ともなるとそうはいかなくなる。年賀状や冠婚葬祭の案内を出さないというのは、社会的にも常識がないということになってしまう。頭では私だってわかっていた。

けれども「字を書くこと」が苦手な上に先延ばし癖が重なって、年賀状すらまともに出すことができなかった。年賀状というのは出さなければやがて途絶えてしまうものだ。私のもとへ届く年賀状の枚数は年々減っていった。そして誰からも届かなくなった。受け取るものといえばダイレクトメールのみという状態が十年以上も続いた。

このような状態の私を救ってくれたのがパソコンだった。名簿の作成もはがきの印刷も簡単にできてしまう。年賀状のデザインには凝らずに、ソフトに入っている出来合いのフォーマットを使う。そうすれば印刷を含めてもものの一時間で仕上がってしまう。こうして私の不義理はようやく解決され、大きな憂鬱のタネがなくなったのだった。

年賀状と同様に、友人知人への手紙もなかなか出すことができなかった。書くことはなんとかできた。しかし、ポストに投函することができない。せっかく書いた手紙も結局出さずじまいということが少なくなかった。

この問題を解決してくれたのがパソコンのメール機能だった。その場で書いたメールをその場で送信できるので、出さずじまいということがなくなったのだ。

パソコンやワープロで書いたものには心がこもっていない言われることがある。手書きのほうが温かみが感じられるというのも一理あると思う。けれども私のように無理して手書きの手紙を出そうとして結局出さずじまいに終わってしまうのなら、機械打ちであっても相手に自分の思いが届く方がよいはずだ。実際、私の人間関係はメールのおかげでだいぶ改善したのだから。

パソコンの利点は他にもある。

支払い振り込みがネットバンキングで可能だということ。またじっくりと商品を見極めながら落ち着いた買い物ができるネットショッピングは、私の衝動買いを減らしてくれた。展示されている商品の量や店員さんに圧倒されて衝動買いに走ってしまう私にとって、ネットショッピングは願ってもない買い物の場だった。

またADHDの人々におすすめなのがパソコンでのネットサーフィンだ。飽きやすいADHDの人々にとって、目に映る情報が次々に変わるネットサーフィンは情報収集の手段としても最適だ。自分のペースでできるというのも魅力だろう。ただ、はまりすぎないように注意することも必要かもしれない。ネット中毒になり、日常生活をおろそかにしてしまうということにもなりかねないからだ。

私が思うには、どうやらADHDはアナログよりもデジタルに向いているという傾向がある。

なかなか治らない「先延ばし」癖

今までこの「先延ばし癖」のためにどれだけのチャンスを失ったことか。

本書の原稿もそんな私の特徴が反映されている。本来なら何ヶ月も前から書き始めていなければならなかった。ところが実際に私が書き始めたのは、締め切りの数日前だった。数日前になるまで、どうしても取り掛かることができなかった。「書かなくては」と気持ちばかりが焦って、毎日悶々としている。それでいて、周囲の人にはいかにも「私は毎日執筆してます」という顔をしてしまう。私の半生、ここまで来ても何も変わっていない!?

先延ばしの理由はこうだ。私はもともと気が散りやすい性質だ。そこに重荷に感じていたり、興味がなかったり、嫌だったりという感覚が重なってしまうと、ついつい他のことに気がいってしまうのだ。「原稿を書く前に、あそこを片づけてしまおう」「いや、メールの返事を書いてしまおう」次々に他の理由を見つけては先延ばしにしてしまう。

というのが言い訳である。

「多動」な身体と頭

私にはうろうろしてしまう癖がある。黙ってイスに座っていることができない。絶えず身体を動かしてしまうのだ。そのため会議のときなどは非常に辛い。

ありがたいことに、ＳＯＡＡの会議の場合はみな私の多動傾向を理解してくれているので安心して身体を動かすことができる。私は用もないのに事務所の中をぐるぐる歩き回っている。歩きながら話をすることも珍しくない。このような私の姿は事務所内部の人にとっては、もう見慣れた光景の一つになっていることだろう。

だが、外部の人の反応は違う。あるときなど、打ち合わせに来たお客様に言われてしまった。「それがＡＤＨＤの『多動』ですか?」と。その方はそうとう驚かれていたようだった。

電車の中でもトイレの中でも、私にはぼーっとすることができない。だから私は本を読むことにしている。

「多動」というと「身体が動いてしまう」ことをイメージするかもしれない。もちろん身体は動いてしまう。けれども動くのは身体だけではない。身体と同様、私の頭はいつも回転してしまう。「多動」なのは身体と頭脳の両方なのだ。

大事なのは「診断」ではない

自分がＡＤＨＤかもしれない。そう思って病院を探しても、診断してくださる専門医が見つからない。このような話はよく耳にする。

今まで抱えてきた問題の原因がようやくはっきりするかもしれないと期待はふくらむ。けれども肝心のドクターが見つからない。やっと見えてきた解決の糸口を断ち切られてしまったような気分になって、以前にもまして落ち込んでしまう。このような人も少なくないという。

しかし、少し考えてみてほしい。自分にとって一番大切なことは何かを。

それは「ＡＤＨＤ」という診断名だろうか？　そうではないはずである。たしかに診断を受けて安心したいという気持ちもわかる。けれども一番重要なのは、自分の問題や日常の支障が解決されることではないだろうか。

ＡＤＨＤ的な傾向を自覚できているのならば、診断を受けなくてもじゅうぶんに自分の生活を、そして自分自身をも変えることができるはずだ。自分自身の傾向をよく把握し、苦手な部分をカバーできるように工夫してゆけばよいのだから。

そのためにはまず、ふだんから「自分自身を知る」努力をしていかなくてはならないだろう。「過去の失敗」という名の貴重な学習材料を活かさない手はない。落ち込む必要などこれっぽっちもない。失敗に学んで次にいかしてゆけばよいのだから。

薬の力をステップにして

ＡＤＨＤの診断を受ける前、私はカフェイン中毒気味だった。集中力に欠け、ぼんやりしがちな頭をはっきりさせたかった。そのためにコーヒーを何杯も飲んでいた。飲まずにはいられなかったというのが正直なところである。

診断後、自分にあった薬を処方してもらうことで過剰なコーヒー依存症は治った。けれどもＡＤＨＤは薬で完治するものではない。一時的に状態をよくするということはある。だが、それだけのものだ。私たちにとって大切なのは、薬を飲むことではない。薬を飲んで症状が安定しているときに自分の日常を見直し、生活しやすい環境に整え、そして最終的には薬に頼らない生活を実現させることだ。

そのために少しだけ薬の力を借りるのである。

社会で役立つために

ＡＤＨＤは人のサポートを受けることで、ずいぶんと生活しやすくなる場合が多い。

たとえば苦手な家事を代行してもらうとか、職場での雑務を肩代わりしてもらうとか、忘れないように必ず一声かけてもらうとか。こういう具合にサポートしてもらうことで、驚くほどのゆとりが生まれる。今まで抱え込んでいた苦手な仕事を気にしなくてよいとなれば、思う存分得意な仕事に集中できるからだ。ＡＤＨＤ者は得意なことに対する集中力には恵まれているのだ。

人に頼みごとをするというのは気が引けるものである。実際に頼んではみたものの、迷惑をかけているのではないかと心配になってしまうこともあるかもしれない。そんなときはこう考えてみたらどうだろう？——自分が本来持っている能力を生かすことこそが、他人や社会に貢献するということである——自分の能力を社会に還元することができれば、本当の意味で社会の役に立っていることになるのではないだろうか。自分を生かすために人からのサポートを受けることはけっして恥ずかしいことではない。とても有意義なことなのだ。

自分らしく生きよう

私の生活や信条を「非常識だ」と思う人はどうやら少なくないらしい。

つい先日のことだ。ご飯は炊かないで毎食レトルトを使っているという話をベテラン主婦の女性にしたところ、ひどく罵倒されてしまった。彼女がとくに保守的な人だということもあるのかもしれないが……。

「常識―非常識」というのはいったい何だろう。社会的な「常識」に縛られているばかりに、非常にストレスをため込んでしまっているということはないだろうか?

ましてADHDの人々は、一般的に「できて当たり前」とされているものが当たり前にこなせず苦手だという場合が多い。このような性質をもっているのに、人と同じ方法で(同じ常識で)生活しようと思っても上手くいくはずはないのだ。人に迷惑をかけない範囲であれば、非常識と思われたとしてもひるむ必要はない。自分なりのやり方を見つけて、自分にあった努力をする。このことのほうがずっと大切なのではないかと私は思う。

人生は他の誰でもない自分自身のものなのだ。他人の評判を気にしてストレスを感じながら日々を送るより、「非常識」でもいい、自分らしく一生懸命生きる方がずっとすてきな人生だ。私はそう思っている。

ＡＤＨＤ傾向のある方におすすめする本

『片づけられない女たち』サリ・ソルデン著　ニキ・リンコ訳

ＩＳＢＮ４８７２９００７４Ｘ　ＷＡＶＥ出版　￥１、６００

私がＡＤＨＤを知るきっかけとなった本。「不注意優勢型」の女性に焦点を当てた内容になっている。身のまわりも、頭もそして自分の人生も片づけられない。そんなＡＤＨＤの「羞恥心」と「罪悪感」についての記述に、鬱だった当時の私は自分の心情をリアルに説明してくれているような気がして涙が止まらなかった。

ＡＤＨＤを知り、それを受け入れ、人生を再出発する過程で出会う困難の例やアドバイスも豊富だ。「自己チェックリスト」で実際に自分自身を確かめることができるのも魅力的だ。

昨年、著者のサリ・ソルデン先生にお会いする機会があった。私がＳＯＡＡの話をしたところ、たくさんのアドバイスをくださった。成人ＡＤＨＤ研究の先駆者として、そしてＡＤＨＤ当事者としての先生のアドバイスをこれからも有効にいかしていきたいと思う。

『片づかない！　見つからない！　間に合わない！』リン・ワイス著　ニキ・リンコ訳

ＩＳＢＮ４８７２９００９４４　ＷＡＶＥ出版　￥１、５００

「ＡＤＨＤとはどんなもの？」「ＡＤＨＤの対処法は？」など、予備知識のない人にもわかりやすいようにＡＤＨＤが説明されている。時間の管理法や雑念のコントロール方法などは私個人としても非常に役立った。

『「わかっているのにできない」脳①』

ＩＳＢＮ４９０７７２５３１０

『「わかっているのにできない」脳②』ダニエル・エイメン著　ニキ・リンコ訳

ＩＳＢＮ４９０７７２５３２９　花風社　各￥１、７１４

ＡＤＨＤはＤＳＭ－４の診断基準では「多動性－衝動性優勢型」「混合型」「不注意優勢型」の三タイプ分類になっている。本著ではＡＤＨＤを六タイプに分類している（ちなみに私はタイプ一典型ＡＤＤと思われる）。薬物療法のほかに食餌、サプリメントなど簡単に自宅で試みることができる治療法、そして呼吸法や自己催眠など、医師に頼らず自分でコントロールする具体的な方法が丁寧に紹介された画期的な内容となっている。

成人ＡＤＨＤ必読の一冊である。

『おとなのＡＤＨＤ』Ｊ・カンデ／Ｄ・Ｂ・サダース著　海輪由佳子訳

ＩＳＢＮ４９００５５０９６５　ＶＯＩＣＥ　￥１、８００

ＡＤＨＤについて、医学的に一般の人たちにもわかりやすく説明されている一冊。ＡＤＨＤは自己コントロール可能な障害であるとして、ドクターとしての視点からＡＤＨＤを解説している一冊。

『へんてこな贈り物』Ｅ・Ｍ・ハロウェル著　司馬理英子訳

ＩＳＢＮ４９００８２８０８４　インターメディカル　￥２、０００

成人ＡＤＨＤの実例が数多く紹介されている。

夫婦、家族、大人などの「ADDのこつ」がシンプルに箇条書きにされている。これが非常に読みやすく実用的だ。

『食器洗い機は絶対に人生を変える』百瀬いづみ著
ISBN4062691450　講談社　¥1、400

家事を合理化するためのアイデアがたくさん詰まった一冊。とくにADHD向けにかかれたものではないようだが、紹介されているアイデアはADHDでもすぐに生活に取り込めるものばかりである。私自身も導入していた宅配業者や圧力鍋の話はもちろんのこと、洗濯や収納方法など、目から鱗が落ちるようなアイデアが満載。どれをとっても実に参考になる。

『「これだ!」と思える仕事に出会うには』シェリル・ギルマン著　ニキ・リンコ訳
ISBN4907725361　花風社　¥1、600

自分の得意分野を見つけること、そしてそれを自分の仕事にすること。その方法が具体的に解説されている。

ＡＤＨＤの人々にとって、自分の「天職」にめぐり合えるか否かが運命の分かれ目だといっても過言ではない。だからこそ本書はＡＤＨＤの人々にとって非常に貴重な内容といえる。三十歳をすぎて「ＡＤＤでは？」と思い医療機関を訪ね、「高機能自閉症」と診断され、紆余曲折のすえ翻訳者という天職にめぐりあい現在活躍しておられるニキ・リンコさんの「あとがき」も胸をうつ。

あとがき

［福島県立医科大学医学部神経精神医学講座］　岡野　高明

白井さんの初めての著作が上梓された。成人の注意欠陥／多動性障害（Adult ADHD）と診断された当事者が自分の体験を綴った手記としては、私の知る限り我が国で最初のものである。心から敬意を表したい。

従来、子どもだけの障害だと考えられていたＡＤＨＤが、大人になっても持続すること、そして、それが何らかの適応障害を引き起こすということは、アメリカでは一九九〇年代初頭から報告されていた。このAdult ADHDという概念――これこそが本書が書かれた発端となった考え方である――は、うつ状態、アルコール依存、薬物依存、人格障害、摂食障害など多彩で難治な成人における不適応行動の基礎（の一部）を理解する上で重要な鍵概念でもある。

このAdult ADHDという概念が、我が国で一般的になったのはごく最近のことである。私たちを含むごく一部の精神科医が、一九九七年頃から上記のような不適応の治

あとがき

療を行う際に着目し、精神医学関係の学会で報告していた程度である。当時は、精神医学・心身医学の専門医ですら、ＡＤＨＤが成人にも影響するということを、ほとんど認知していなかった。

二〇〇〇年の五月に米国の心理士サリ・ソルデンの『片づけられない女たち』（原題…Women With Attention Deficit Disorder）がニキ・リンコ氏により翻訳され、ＷＡＶＥ出版から出版された。この訳書は、数多くの市井の女性たちに、強い共感をもって受け入れられた。白井さんもこの本を手にしたとき、自分のことだと直感したという。読み進むにつれ、白井さんは、それまでの人生で自分でも理解できなかった不全感の原因が氷解したと語った。彼女は、読み終えた直後に、ある高名な児童精神科医のもとを訪れＡＤＨＤの診断を受けた。その後、Adult ADHDが広く認知される契機となったホームページをインターネット上に立ち上げた。一夜のうちにである。白井さんは、自分自身を理解する鍵になったこの概念が、他の多くの人にとっても重要だと考えたのであろう。ＡＤＨＤ族の持つこのエネルギーレベルと、関心の焦点が定まったときの行動力には、他の追随を許さぬものがあり、ひたすら感服するのみである。ＡＤＨＤの子どもはエネルギッシュであるといわれるが、成人でもやはりエネルギッシュだということを如実に示している。

このように有能でエネルギッシュな女性である白井さんですら、数年前までは「使えないOL」であった。自分がADHDであることを自覚しておらず、自分の行動特性を理解していなかったためである。私が初めて白井さんに会ったのは、「使えないOL」時代からそれほど間がない時期であった。失礼な言い方だが、現在の白井さんと比べると、当時はやや精彩を欠いていた印象があった。しかしその後、Adult ADHDの一般的認知を高めるという〝彼女の仕事〟が軌道に乗り始めてからは、見違えるように輝き始めた。使い古された言葉ではあるが、〝適材適所〟という言葉の真の意味を理解させてもらったように思う。

私は現在、白井さんの主催するNPO法人「大人のADD／ADHDの会（SOAA)」の、医療顧問ということになっている。この経緯は本書でも紹介されているように、SOAA発足に先だち、白井さんと監事の工藤さんのお二人が、私が所属する福島県立医科大学医学部神経精神医学講座の丹羽真一教授のもとを訪れたことに端を発している。お二人は会発足にあたり、専門医によるきちんとした医学的サポートを

オロオロしなくていいんだね!

あとがき

求めてご挨拶に来られた。丹羽教授はその意図を評価し快諾し、数年前からAdult ADHDの臨床と研究を行っていた私に、その役柄を命じたという次第である。

それからまだ一年ほどしか経っていないが、ＳＯＡＡとの関係で数多くの人を診察させて頂いた。多くは、強い自己不全感と何らかの不適応を抱えておられるが、従来の精神科には受診できずにいた人たちである。不注意による仕事上のミスのために解雇されかかったサラリーマン、家事ができないために夫婦関係に亀裂が生じていた主婦、朝起きられないために大学中退の危機に陥った学生など、これまでは「よくいる普通」の「怠け者」「だらしない人」といわれていた人たちであった。彼らは、従来の我が国における「精神科・心療内科」のもつ否定的なイメージと敷居の高さ、および、従来の〝病気〟という考えでは対応できない人たちだったが、やはり深く苦しんでいた。彼らはＡＤＨＤというキーワードを得て、初めて自分自身のことを知り、自分自身の問題と果敢に対処することができるようになったのである。

診療する側の私自身も、自らＡＤＨＤを疑って受診してくださる方々から随分多くのことを学んだ。一つには、ＡＤＨＤは自閉症スペクトラム障害と同様に、いわゆる〝正常な人〟から、重度のＡＤＨＤまで〝連続スペクトラム〟を形成している可能性があること、第二には、国際的に使用されているアメリカ精神医学会のＤＳＭ－Ⅳ

診断基準やＷＨＯのＩＣＤ10ではＡＤＨＤという診断は広汎性発達障害（自閉症やアスペルガー障害など）との重複診断が禁じられているが、実際は両者が複雑に合併している場合が多いこと、第三は、人格障害といわれていた患者さんのうちの少なからずが、発達的問題に焦点を当てて治療することにより〝人格的な問題〟の多くが消失する場合があること、などである。他にも多くのことを臨床医、研究者として学ばせていただいた。

ところで、医療は本来、ユーザーである患者さんと手を携えて行われるべきものである。精神医学領域の他の疾患では、この連携は医療の側から進められることが多かった。しかし、Adult ADHDにおいては、ユーザーの動きに医療サイドが押されている。前述のように、私自身も白井さんたちの活動を支援すると同時に、その活動から強い刺激と多くの示唆を受けてきた。近頃は、ＡＤＨＤを初めとする発達的問題についての医学的生物学的問題、さらに、いわゆる二次障害に対する効果的な治療法について模索することが、私の使命であると考えるようになってきた。

ここまでの文章をざっと読み直してみると、私自身、まるで自分が「健常」人であるかのように書いている。しかし、本書でも白井さんが暴露しているが、私の〝ＡＤ

ＨＤ性〟については、十分自覚しているつもりである。以前、別の雑誌に書いたことだが、ＡＤＨＤが抱える障害とは、①不注意、多動、衝動性という行動特性が、彼が属する集団の平均値に比較して相対的に強く、集団全体との葛藤が生じて適応上の支障が生じている場合か、あるいは、②これらの行動特徴を抱えて生活してきたことに由来する二次障害のために、適応上の支障が生じている場合、と考えてよい。私が現在のところ何とか〝適応〟できており、Disorder（障害）と評価されないのは、幾重にもチェック機構が働き枠組みがしっかりしている「医療」の中で仕事をしているからである。もし、仮に書類作成が重要な任務である事務系職種についていたなら、きっと今頃、私はＡＤＨＤに基づく障害（Disorder）として強い不適応を呈していたことだろう。ＡＤＨＤがDisorder（障害）となるか否かは、その行動特性の強さと環境の受容力との相関が主要な問題だからである。現在の私は、理解ある上司や同僚、後輩のサポートを得て、医師としての仕事を行うことができているに過ぎない。とはいっても、スペクトラムという考え方からすると、発達的な問題はすべての人に存在しうるわけである。従って、私たちの職場も、私同様のＡＤＨＤ族の医師や、また、アスペ族の医師などさまざまな行動特性（個性?）をもった仲間からなっている。もちろん、中には発達のバランスが比較的良好な医師も、わずかながらいるが。そう考えてくると、私の上司や同僚たちとの間でも、お互いにサポートしあっているということになるのだろう。このサポートは、決して一方的なものでない。望むと望まざるとに関わらず、相互的なものである。Adult ADHDというものが大きく取り上げられるようになった根底には、家庭や社会における相互サポートという姿勢が見失われているという時代背景があるのかもしれない。

最後になるが、白井さんがこの本でもっとも言いたかったことは、自分自身をよく知り、周囲の人と調和しつつ、自分の力で人生に対処するために、Adult ADHDという概念を活用していってほしいということであろう。私たち〝ＡＤＨＤ族〟の特性は、使い方によっては途方もなく大きな力になるように自然の手によってプログラムされているのだから。

オロオロしなくて
いいんだね!

ADHDサバイバル・ダイアリー

2002年6月10日 第一刷発行
2002年7月15日 第三刷発行

著　　者 ◎ 白井由佳
装　　丁 ◎ 小野貴司
挿　　画 ◎ 星野イクミ
発 行 者 ◎ 浅見淳子
発 行 所 ◎ 株式会社花風社
東京都渋谷区桜丘町26-1 セルリアンタワー 5階
〒150-8512
電 話 03-5728-1091
ファクス 03-5728-1092
http://www.kafusha.com
mail@kafusha.com

印刷・製本 ◎ 中央精版印刷株式会社

ISBN4-907725-43-4